照妖镜下病魔消

——趣谈介入诊疗

主　　编　王芳军

副 主 编　陈晓明　赵大兵　刘　坤　罗耀昌　张万高

编　　委（按姓氏笔画排序）

王　勇　王伟昱　王俊杰　尤开智　石燕珍
冯　丽　刘福忠　何　健　何海源　陈　院
罗江涛　周　礼　黄　昊　黄少辉　萧炜亮

学术秘书　冯　丽（兼）

全国百佳图书出版单位
中国中医药出版社
·北　京·

图书在版编目（CIP）数据

照妖镜下病魔消：趣谈介入诊疗 / 王芳军主编．—
北京：中国中医药出版社，2021.11
ISBN 978－7－5132－7190－5

Ⅰ.①照…　Ⅱ.①王…　Ⅲ.①介入性治疗—普及读物
Ⅳ.① R459.9–49

中国版本图书馆 CIP 数据核字（2021）第 199171 号

中国中医药出版社出版
北京经济技术开发区科创十三街 31 号院二区 8 号楼
邮政编码　100176
传真　010–64405721
三河市同力彩印有限公司印刷
各地新华书店经销

开本 880 × 1230　1/32　印张 9.25　字数 167 千字
2021 年 11 月第 1 版　2021 年 11 月第 1 次印刷
书号　ISBN 978－7－5132－7190－5

定价　39.80 元
网址　www.cptcm.com

服 务 热 线　010–64405510
购 书 热 线　010–89535836
维 权 打 假　010–64405753

微信服务号　zgzyycbs
微商城网址　https：//kdt.im/LIdUGr
官 方 微 博　http：//e.weibo.com/cptcm
天猫旗舰店网址　https：//zgzyycbs.tmall.com

如有印装质量问题请与本社出版部联系（010–64405510）

主编简介

王芳军，男，湖南衡阳人，1962 年 8 月生，现任广州中医药大学第一附属医院主任医师、教授、影像科副主任、介入专科负责人，广州中医药大学影像医学与核医学专业硕士生导师。兼任中国中医药信息学会中西医结合介入分会常务理事、中国中西医结合学会医学影像专业委员会常委、广东省中西医结合学会介入专业委员会副主任委员、广东省健康管理学会介入专业委员会副主任委员、广东省医学会介入医学分会常委、广东省医师协会介入医师分会常委、广东省抗癌协会肝癌专业委员会常委、广东省医学教育协会介入专业委员会常委、广东省临床医学学会肿瘤微创专业委员会常委、广东省本科高校医学技术类专业教学指导委员会委员、广东省医学会医疗事故技术鉴定专家库成员等社会职务。1983 年毕业于中山医学院医学专业，2002 年获广州中医药大学中西医结合专业硕士学位。在周围血管疾病及恶性肿瘤介入治疗、乳腺疾病及骨关节疾病影像诊断方面有一定特长。参与各级课题50余项，主持10余项。发表专业学术论文70余篇。主编高等中医药院校"十二五""十三五""十四五"规划教材《影像学》，独著首部中西医结合影像科普著作《医学影像学漫谈》，主编影像科普专著《影像让"看病"变得如此简单》。参与多部教材、著作的编写工作，其中担任副主编5部，编委6部。获职务性授权专利3项。至今已经培养10余名硕士毕业生，另已协助指导博士毕业生2名、硕士生20多名。多次参加国内外学术交流并发表演讲。主持面向介入诊疗和影像诊断的微信公众号"爱课司瑞"。对中国传统文化和诗文写作有一定的爱好，是广州中医药大学第一附属医院院歌的词作者。

前　言 | PREFACE

如果有人问：医院里面会开设什么科？答：内、外、妇、儿。

如果有人问：有病应该怎么治？答：吃药、打针、做手术。

这回答，是不是很顺溜？

如果再有人问：什么是介入？介入也能治病吗？

那你怎么回答？还会那么顺溜、脱口而出吗？

在这里，我先给两个参考答案。一个是：我还不知道呢！另一个是：我很清楚呀，不就是“这样、这样”的嘛！

面对这个问题，你不妨亲自做个调查：从自己开始，并向周围的人群进行扩散式提问。那么，你预估一下：哪个答案占比更高？两者是个什么样的比例？

我想，目前的调查结论大致还是会倾向第一个答案。也就是说，社会大众对于介入的相关概念，至今依然知之甚少。

然而，我想告诉各位的是：近年来，越来越多的大型医院，已经陆续开设介入科（名称还不统一，有介入血管科、微创介入科、肿瘤介入科、放射介入科等），不但配备专门的介入手术室，还开设有介入专科专病门诊，开放了介入病区，学科建制越来越完善，介入科室在医院里面的重要性也与日俱增。面对急诊抢救、肿瘤治疗、血管疾病等棘手的临床问题，“快请介入医生协助”已经成为越来越多的各科医生的思想认识和自觉行动。

因此，面对介入医学发展现状与大众认知现实的不相应，我觉得应该有所行动了。至少要让老百姓知道：有病了，除了想到吃药、打针、做手术之外，还有“介入”这个简便快捷而又安全高效的治疗方法。

于是，行动的中期成果，就是有了这么一本书。

当你将它拿在手上，顺畅地看过以后，回头再来回答：什么是介入？介入也是治病的方法吗？

试试看，我想，你的回答，很可能会从“我还不知道呢”演变为“我真的已经很清楚了呢”！

哈哈，是不是？开卷真的有益啊！

王芳军

2021 年 5 月 28 日

目 录 | CONTENTS

第一章 新鲜奇特，“介入”究竟是何方神圣 // 1

医院新开了介入门诊，是看什么病的 // 3
为什么以前没有听人说起过“介入” // 5
介入和介入手术到底是什么意思 // 6
为什么会有“介入手术”这么个东西 // 7
介入手术与外科手术有什么不同 // 8
介入疗法与内科、外科有什么关系 // 9
不开刀也能被称为做手术吗 // 11
什么手术可以称之为介入手术 // 12
介入疗法是怎么发展起来的 // 13
介入疗法究竟有哪些优势 // 14
为什么很多医院还不能做介入手术 // 16
介入手术正在成为风靡全球的潮流吗 // 17

第二章 无须动刀，介入医生能耐何来 // 19

介入医生做手术真的不需要开刀吗 // 21

听说介入医生有透视眼，是真的吗 // 22
为什么介入手术能够做到微创甚至无创 // 23
介入微创能够“微”到什么程度 // 25
微创介入手术的好处有哪些 // 26
开展介入工作，最基础的条件是什么 // 27
医学影像设备对介入诊疗有什么意义 // 29
不同的影像设备各有哪些特点 // 30
做好微创介入只需要影像设备就可以吗 // 31
做介入手术需要哪些特别器材 // 32
常用的介入器材有什么特点 // 33
常用的介入器材如何区分型号 // 34
介入手术过程中是否需要用药 // 36
外科开放手术还有发展空间吗 // 37

第三章　有何妙招，介入优势八方传颂 // 39

灌——高浓度导向灌注，局部药效岂止倍增 // 41
堵——止血饿瘤防隐患，定点栓塞显高效 // 42
引——血瘀水浊轻松除，囊肿脓肿何须烦忧 // 44
通——生理管道再修复，细致精巧犹如绣花 // 47
扩——球囊导管显精妙，狭窄管腔瞬间复原 // 48
撑——支架植入防塌陷，犹如平添了主心骨 // 50
隔——轻松解除大隐患，可立一石二鸟之功 // 52
消——电光声热和冷冻，另有酒精可祛病魔 // 53
滤——轻松捕捉危险栓子，难道真如密网捞鱼 // 55

穿——繁复技艺简便实现，动脉静脉再无禁区 // 57
显——深浅病魔无处遁形，照妖镜下纤毫毕现 // 60
选——目标血管轻松到位，心灵手巧如何实现 // 61
检——安全直达精准无误，不再担忧确诊依据 // 63

第四章 血流不止，介入诊疗应急稳妥吗 // 65

耄耋老者口鼻喷血，还能手术抢救回来吗 // 67
快速止住大量咯血，介入栓塞治疗为什么能做到 // 69
妙龄少妇血下如注，必须切除子宫吗 // 71
疤痕妊娠处理棘手，止血保宫如何兼顾 // 73
妇产科大出血常见，介入治疗地位如何 // 75
呕血便血也很吓人，具体原因都有哪些 // 77
应对消化道大出血，介入诊疗意义何在 // 79
体内建起“都江堰”，繁复工程竟能快速完工 // 80
塌楼造成多发伤，如何稳准快地止住血 // 82
为什么外伤大出血的介入诊疗如此重要 // 85
便血不止原因不明，必须剖腹探查才行吗 // 86
尿血也可伤人命，如何处理才能又快又好 // 88
开刀术后腹腔内出血，非得再次开刀吗 // 90

第五章 致命胸痛，介入有望起死回生吗 // 93

胸部疼痛，真的会有致命风险吗 // 95
出现胸痛，就表示患上致命性疾病吗 // 96
匪夷所思！血脉之都竟然会缺血 // 98

心脏缺血致胸痛，还有什么后果 // 99
如何缓解胸痛，让缺血心肌重现生机 // 101
年轻人也有可能因胸痛而丧命吗 // 103
主动脉夹层为什么会危及生命 // 104
介入治疗主动脉夹层真能起死回生吗 // 106
什么是经济舱综合征？有什么危险 // 108
令人窒息的肺栓塞，如何组织救治 // 109
濒死的胸痛体验，介入过后尽开颜 // 112
生死就在一念间，肺栓塞很少见吗 // 113
挺进血脉之都，介入还能做什么 // 116

第六章 拆弹救脑，介入手段渐成主流 // 119

华佗死于曹操手，曹操死因又为何 // 121
脑袋里面的病灶非得取出来吗 // 122
介入诊疗在脑袋里面能有哪些作为 // 123
颅内动脉瘤为什么会有致命的风险 // 125
如何稳妥地拆除脑内的“不定时炸弹” // 127
颅内动静脉畸形为什么要积极处理 // 129
介入治疗颅内动静脉畸形如何进行 // 130
为什么颅内动静脉瘘的处理那么难 // 132
脑袋里面会有哪些“不定时炸弹” // 133
“脑梗”很常见，但也能做介入吗 // 136
静脉窦血栓有什么风险？如何化解 // 137
为什么颅脑外科医生也喜欢做介入 // 139

第七章 癌症凶险，介入微创独领风骚 // 141

什么是癌症？癌症就是不治之症吗 // 143
肿瘤、肿块、结节、占位，是同义词吗 // 145
肿瘤、肿块、结节、占位，有相关性吗 // 147
肝癌已无切除机会，还能有什么办法 // 148
肺癌夺命无数，不能开刀就只能认命吗 // 150
介入治疗恶性肿瘤，有哪些具体办法 // 152
饿死肿瘤的想法靠谱吗？应该怎么做 // 153
掐准肿瘤喂"毒药"，真能做到如此巧妙吗 // 155
肝癌进展到门静脉癌栓，只能放弃吗 // 157
癌栓长到下腔静脉，如此严重怎么治 // 158
突发！大肝癌破裂凶险出血，怎么办 // 160
黄肤金睛是怎么回事？也能介入处理吗 // 161
癌症已经转移，还有做介入的可能吗 // 164
只有肝癌、肺癌能做介入吗？其他癌症也能做吗 // 165

第八章 良恶肿瘤，介入也建根治之功吗 // 167

根治性与姑息性手术的区别在哪里 // 169
不能开刀手术，就等于不能根治了吗 // 171
介入治疗只能是姑息性治疗，对吗 // 172
消融治疗真能实现根治肿瘤的目的吗 // 173
介入消融只适合小的原发性肿瘤吗 // 175
治好肿瘤西医不行，只能依靠中医吗 // 177

射频消融是怎么回事 // 178
微波消融有什么优势 // 179
激光消融有什么特点 // 180
超声聚焦刀有什么用 // 181
磁波刀的妙处是什么 // 182
氩氦刀真能冻死肿瘤吗 // 184
纳米刀的特殊性何在 // 185
为什么无水酒精也有消融功效 // 186
子宫长肌瘤，就该切之而后快吗 // 188
肝血管瘤必须手术切除才行吗 // 190

第九章 脚痛腿肿，介入治疗已成首选吗 // 193

突然脚痛，为什么要急诊做介入 // 195
真有“腿梗”的说法吗？如何判断轻重 // 197
腿肿有哪些病因？与血管也有关吗 // 199
静脉血栓有生命危险？是开玩笑吗 // 200
脚痛腿肿，只有老年人才会发生吗 // 201
腿部血管被堵，介入扩通是首选吗 // 202
介入扩通的具体治疗技术有哪些 // 204
溶栓抗凝风险大，可以做介入吗 // 206
下肢肿胀反复难消，还能怎么办 // 207
“蚯蚓腿”长期共存，可以不用管吗 // 209
下肢静脉曲张的治疗方法有哪些 // 211
下肢静脉曲张为何推荐介入治疗 // 212

静脉曲张、静脉血栓，异同何在 // 214
只是腿痛，为什么动我的腰椎间盘 // 215

第十章 不孕不育，介入犹如观音送子吗 // 217

真是不孕不育？何时开始求助 // 219
不孕不育找介入科医生看有什么用 // 220
怀不上，都是女人的问题吗 // 223
输卵管对于受孕到底有多重要 // 224
如何能知道输卵管有没有问题 // 226
输卵管会因哪些病变导致不孕 // 227
有没有办法疏通阻塞的输卵管 // 229
如何保障输卵管再通术的成果 // 231
介入栓塞输卵管竟然能够助孕 // 232
男性不育，介入也能插手干预吗 // 234
精索静脉曲张介入治疗怎样做 // 235

第十一章 个性需求，介入领域无限广阔 // 239

长期输液很痛苦，介入手术可帮忙 // 241
输液港已经成为输液用药的必需品了吗 // 243
输液港竟然还可以输液到动脉里去吗 // 245
巨脾嗜血猛如虎，必须除之而后快吗 // 246
吃饭喝水皆艰难，饥渴难耐岂能安 // 249
年轻男女高血压！介入过后能免吃药吗 // 251
私隐之疾伤尊严，介入能否帮个忙 // 253

孕妇也要做介入？确定不是开玩笑吧 // 254
贪吃无度小胖墩，介入自然转苗条 // 256
成败皆因萧何起？透析通路惹人愁 // 258
蛇缠腰、痛彻骨，介入过后尽开颜 // 260
何为天下第一痛？介入能消扳机点吗 // 261
介入究竟能够治疗多少种疾病 // 264
介入手术一般需要做多少次 // 265
一次介入未解决问题，就算没用吗 // 266
恶性肿瘤的介入复治为什么很重要 // 267
微创介入应该不会有什么风险吧 // 269
做介入，会有很大的辐射危害吗 // 270

附录 1 本书涉及英文缩写英汉对照表 // 272

附录 2 医学生阅读本书前后自测题 // 274

后记 // 277

第一章

新鲜奇特，“介入”究竟是何方神圣

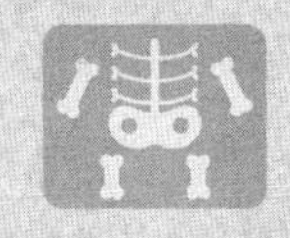

近年来，去医院看病的患者和家属，可能会发现一些不同以往的现象，就是患者们常常被首诊医生推荐到介入科去做介入治疗，以及一些大医院陆续开设“介入门诊”，有介入医生来专门坐诊。介入、介入科、介入室、介入手术、介入门诊、介入医生，这些似乎是从天而降、凭空出现的医学新术语。这究竟是怎么回事呢？

医院新开了介入门诊，是看什么病的

众所周知，各类医院都开有门诊，如内科门诊、外科门诊、妇科门诊、儿科门诊以及各种各样的专科专病门诊。然而，对于近年来各大医院先后开放的介入门诊，多数患者及其家属都很陌生，不知道能够去看些什么病。

由于介入门诊“初出茅庐”，知晓度还不高，民众还远远没有蜂拥而来看介入门诊。所以，现阶段介入门诊医生可以相对从容地为选择挂“介入号”的患者提供一对一的咨询服务，性价比很高哟！

当前，介入科迅速兴起，已经成为与内科、外科并列的“第三大诊疗体系”，而介入领域的专病专科分化还没有完全成形，因此，目前介入门诊的服务范围一般都比较广。以广州中医药大学第一附属医院为例，该院就可以提供涉及良恶性肿瘤、血管性疾病、血栓出血性疾病、输卵管阻塞性不孕症、精索静脉曲张、肝硬化、脾功能亢进、各部位脓肿、囊肿等涉及传统的内、外、妇、儿等多个临床学科的问题咨询。

以常见的症状来看，如果出现以下症状，如：下肢冰凉发麻、苍白疼痛、间歇性跛行，或者是下肢肿胀、淤血发红；食欲减退、进食梗噎、体重下降；皮肤瘙痒、身目发黄；长期治疗效果不佳的不孕、不育；长期月经增多、痛经、慢性贫血；阴囊坠胀增大；各处摸到肿块或发现肿瘤结节，如此等等，介入门诊（图 1–1）医生都有可能为患者带来另一种诊疗思路，指明一条解决之道。

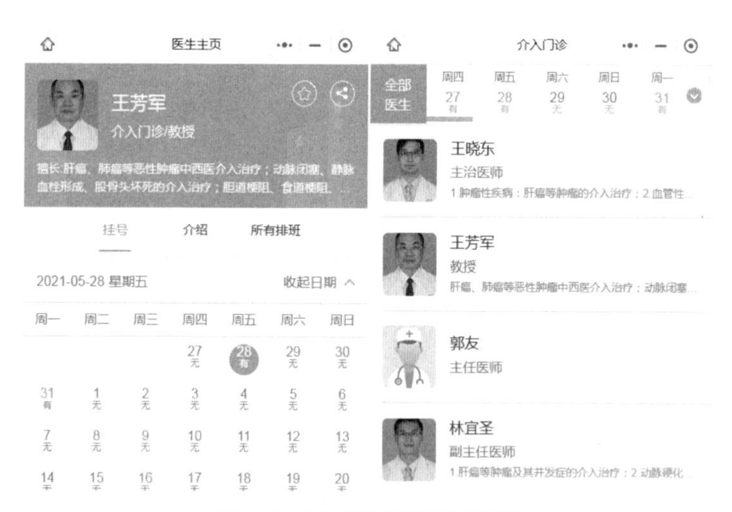

图 1–1　介入门诊的微信挂号界面

为什么以前没有听人说起过“介入”

这个问题，其实一点也不奇怪哦！

因为，介入作为针对疾病的一个诊疗类别，相对于内科、外科诊疗手段来说，还非常年轻，只有几十年历史。而且介入医生往往还处于“二线”，也就是说，在大多数情况下，往往是临床各科医生遇到了诊疗难题，才去找介入医生帮助解决，而首先想到去找介入医生看病的只限于少数有经验的病人。介入医生进入一线开设介入门诊，直接接诊患者，更属于新鲜事物，开放介入门诊的医院在所有医院总数中仍然属于少数。

目前，大多数介入门诊还有点类似“全科”的意味，但也有些起步早、发展较好的大医院，开始推出诸如“肝癌介入”“血管介入”等专科专病的介入门诊了。社会和医学的发展都是日新月异的，新的讯息不断涌现，生活方式改变了，看病的方式也在改变。

以前没有听说过介入，没有关系。但是，当介入诊疗已经逐渐走向大众之际，作为关注科技发展、关注自身健康的现代人，可就要想办法多了解一下介入才好哟！

介入和介入手术到底是什么意思

介入，其实是汉语常用词。商务印书馆出版的《现代汉语词典（第7版）》对于“介入”的解释是：插进其中进行干预。所以，介入这个词实际上被广泛应用在许多不同的场景之中。

在医学领域，介入已经成为“介入放射学”“介入医学”和“介入诊疗”有些模糊化的共同简称。将介入作为学科名称来看，是将影像诊断学与临床医学融合于一体的交叉性学科门类；而作为诊疗手段来看，则表示介于内科药物治疗和外科手术治疗之间的一种新型诊疗手段。

通过实施介入诊疗操作，介入医生们既可以获得人体内部组织结构、细胞形态、影像特征以及有无特殊的病原微生物等诊断资料，又可以借助导管、导丝、球囊、栓子等器材对各种病变进行药物灌注、血管栓塞、体腔引流、管腔疏通、扩张成形和病灶消融等一系列治疗。这些新型诊疗手段简便快捷、安全有效。由于借用了外科诊疗的基本原理和无菌操作规程，还需要在介入手术室（图1–2）内完成，因此，这些介入诊疗操作也就被逐渐约定俗成地称为“介入手术”了。

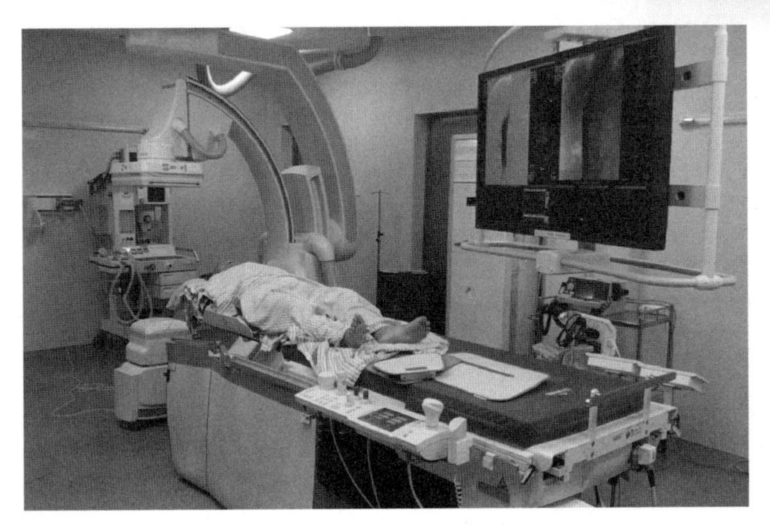

图 1-2　介入手术室场景

为什么会有“介入手术”这么个东西

既然介入是“插进其中进行干预”，那做介入或多或少会与这个词义有些关系，是吧？从介入发展历史来看，还真是这么回事。

最先开发和推广应用介入诊疗方法的就是原来专职从事放射诊断的医生们，是这些“医辅部门”插手到原本由内科、外科这些“临床医生”从事的治疗领域中去“干预其事”了。这似乎是医学影像学发展到一定阶段的必然产物。

站在这些介入前辈们的角度想想看：经过影像学检查，体内的病灶已经很清楚地显示在那里了，而许多病变的治疗想通过服服药、打打针解决显然是不行的，那么，按照惯例自然就要请外科医生开胸、开腹，把病灶彻底地取出来。但是，这种模式就一定不能改变或变通了吗？

于是，介入疗法就被设计了出来，并很快异军突起，专门针对内科方法疗效不佳，而患者又不愿意或不能耐受被“开膛、破肚、劈头、锯腿”的情况。介入医生利用自己擅长的影像设备，如同拿着“照妖镜”使病魔显了形，当然就可以想些不必切开的“绝招”将其“手到擒来”。

介入手术与外科手术有什么不同

简单说来，介入手术与外科手术的区别就在于：介入手术创伤轻微，而外科手术是要动刀子的“开放式”手术。

我们知道，外科疗法，也称手术疗法，指的是外科医生通过切开、去除、松解或修补、缝合等操作手法来处理病变的治疗方式。它的优势在于处理病变干脆利落，疗效确切；缺点主要是创伤比较大，刀口可从几厘米到几十厘米。有的手术需要胸腹联合切口，有的需要颈胸联合，有的甚至是多处同时开放，颈、胸、腹联合，创口就更大了，患者难以耐受，甚至是坚决不肯接受。

而介入疗法，由于有影像设备引导，不必切开就可以看到病灶，采取的治疗策略是原位灭活处理，不必要全部切下拿出来，所以就没有必要“开大刀”了，手术的创口可能就只是一个针眼（图 1–3），甚至可以经自然孔道进去而没有创口，但是治疗效果却并不会因此而打折扣。

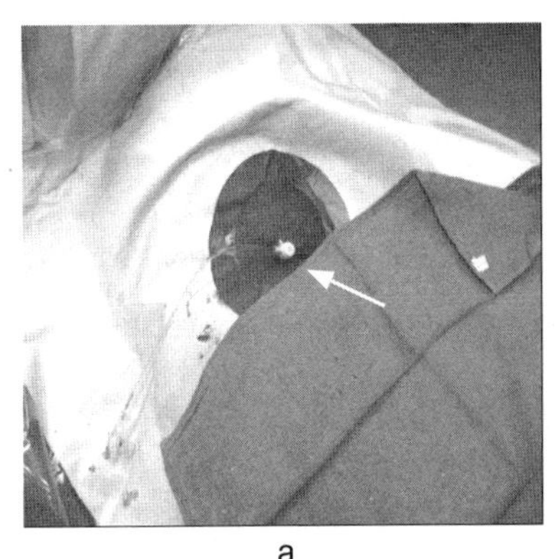

a

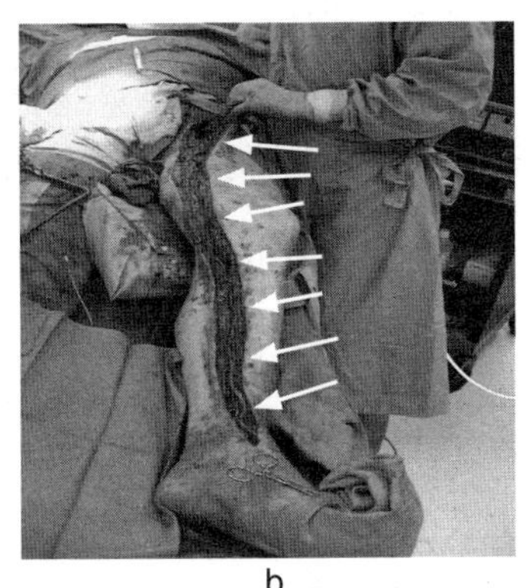

b

图 1–3　介入微创手术与外科开放手术创伤对比

a. 介入手术的工作通道由导管鞘维持（箭），不到 2mm，几乎无失血；b. 开放式手术，切口可长达几十厘米（箭），经常需要全麻和大量输血。

介入疗法与内科、外科有什么关系

介入疗法其实根本就不是从天而降、凭空而出的，而是在内科、外科疗法的基础上发展起来的“第三医学”。介入疗法之所以得以迅速兴起，成为“三足鼎立”的重要一极，是因为它融合了内科、外科疗法的长处，具有与生俱来的优势：与内科疗法相比，它的优势在于高效；与外科疗法相比，它的优势在于微创。

1. 介入具有内科的特点。内科疗法的显著特点是重视药物治疗，主要是通过口服、肌肉注射或静脉注射等方式实现全身性治疗。而介入疗法也重视用药，但给药途径不同，主要是通过导管或穿刺针，将治疗用药直接注射到病变的部位，从而可以更好地发挥药物的治疗效能。

2. 介入又具有外科的特点。外科疗法的显著特点是操作性，常常是通过大刀阔斧式的手术将病变组织直接切除，将遭受损伤的器官进行开放式修补来达到治疗目的。介入疗法也具有操作性的特点，但却摒弃了大开放的术式，手术切口微小，常常只须用针代替刀来“戳”一下就行了，多么“温柔”呀！

介入疗法的兴起只有几十年的历史，相对于具有几千年历史的内、外科疗法来说，只能算是“后辈”，充其量只是一个“小弟弟”。介入疗法不以取代内、外科疗法为目的，却热衷于将两者的优势结合在一起，为患者提供一条可供选择的治疗新途径。

不开刀也能被称为做手术吗

前面说过，介入诊疗借用了外科诊疗的基本原理、无菌操作规程，还需要在“介入手术室”内完成，因此这些介入诊疗操作已经逐渐被约定俗成地称为“介入手术”了。

介入诊疗的工作原理与外科手术关系很大，它所取得的治疗效果在一定程度上与外科手术有异曲同工之妙，在手术安排、病历管理等诸多方面，也与外科手术有基本等同的要求，被人称为做手术也算得上是自然而然的事。

然而，介入手术与外科手术毕竟还有很大的不同，甚至是存在根本性的区别。因为做介入手术时，无须大动干戈去切开体表和深部组织，就可以完成操作，它所使用的器材，都是一些纤细的穿刺针、导管、导丝、球囊等，与外科手术所用器材也不一样。因此，为了与外科手术相区分，通常是以“介入手术”或“做介入”来指代介入诊疗操作，而不太常用“做手术”来作为介入诊疗操作的简称。即便有时也直接说做手术（图 1-4），但一般都会有一定的语境，以便与开放式的外科手术相区别。

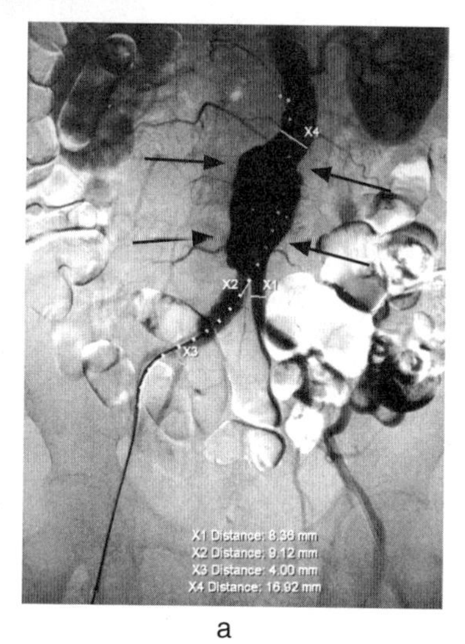

a

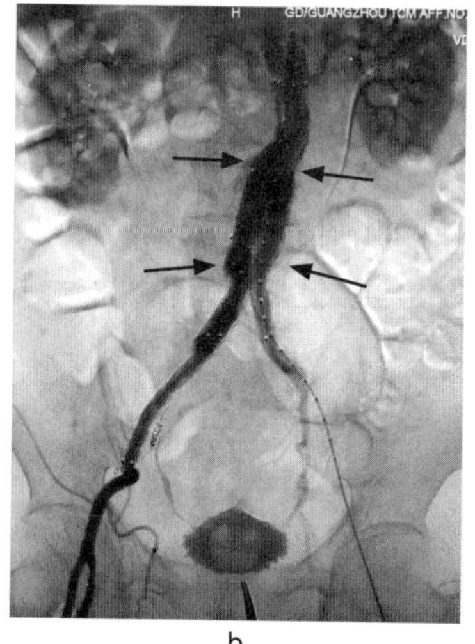

b

图 1–4　腹主动脉瘤腔内隔绝术

a.DSA 示腹主动脉瘤（箭），测量数据以确定后续治疗方案；b. 植入支架后复查，证实隔绝良好（箭）。该术式为四级大手术，但介入医生可不开刀而微创完成。

什么手术可以称之为介入手术

要称得上是“介入手术”，必须具备两个特点：其一是有影像设备的引导，其二是微创或微侵袭性。这两个特点，既密切相关，也相辅相成。也就是说，因为有影像设备的引导，所以才能够做到微创或微侵袭性；而想要达到微创或微侵袭性的目标，就需要有影像设备的引导。

一般来说，介入手术还应该同时具备上述两个特点，这是介入放射学鲜明的学科特点，也是区分介入手术与外科手术或其他临床常用诊疗操作的关键之处。比如，外科手术一般是没有影像设备来引导的，即便有时借助某些影像设备，但它仍然是开放式手术操作，不具备微创或微侵袭性特点；又比如，某些日常诊疗操作如静脉输液、肌肉注射、鼻饲管置入等属于微创或微侵袭性操作，但并不需要影像设备的引导，就都不能算是做了介入手术。

介入疗法是怎么发展起来的

自 1895 年伦琴发现 X 线后，放射诊断学得以建立，但放射科医生一向只负责诊断疾病，并不管治疗的事。然而，到了 20 世纪 70 年代，有一些放射科医生发现，他们完全可以“直接插手”去治疗疾病。因为，他们已经能够借助放射诊断设备看到人体内部的病灶，凭借“照妖镜”，已经将病魔显了形。同时，借助于赛丁格（Seldinger）于 1953 年发明的血管穿刺技术和多托（Dotter）等人于 1964 年发明的经皮血管成形技术等，就能不必切开人体组织器官而完成“手术”。放射科医生们从此便做到了“诊断治疗两手抓”，实现了“诊断治疗一条龙”，从而开发出了微创、安全而又简便实用的“介入诊疗技术”，催生了“介入放射学”。

在出现的初期，介入诊疗都是由放射科医生完成的，因为影像设备是放射科医生们手中的“日常用具”“吃饭家伙”。随着科技发展，影像设备日益进步，对器官和病变的显示精度不断提升，同时，大批介入专用器材不断被开发，新的介入诊疗技术不断被发明，又使得介入诊疗的适用范围不断得到拓展。这种新颖的诊疗手段，也逐渐引起了许多其他专科医生的注意，并吸引他们参与到介入诊疗事业之中来，许多病患者也逐渐知晓并要求接受这种新型的诊疗方式。因此，近年来介入诊疗事业呈现出了蓬勃发展的态势。

介入疗法究竟有哪些优势

概括地说，介入疗法的优势主要有以下几点：

1. 创伤轻微，容易耐受：借助于影像设备“透视眼”，无须切开就能清晰显示病变部位并实施治疗，免除了开刀的创伤，患者的耐受性就高了很多。

2. 定位准确，操作精细：有影像设备做实时的引导和监控，没有视觉的盲区，因而可以“指哪打哪”，精细的操作很容易得到实现。

3. 可重复性强：由于创伤小，不会造成局部的粘连和组织缺损，因而可以多次反复地进行治疗，直到完全康复为止。

4. 可以远道施术：导管等器材大大地延伸了手的功能，所以介入医生能从对病人最有利、远离病变的部位入手，将治疗器材送达病变局部，不必伤及重要的或不方便的部位（图1–5）。

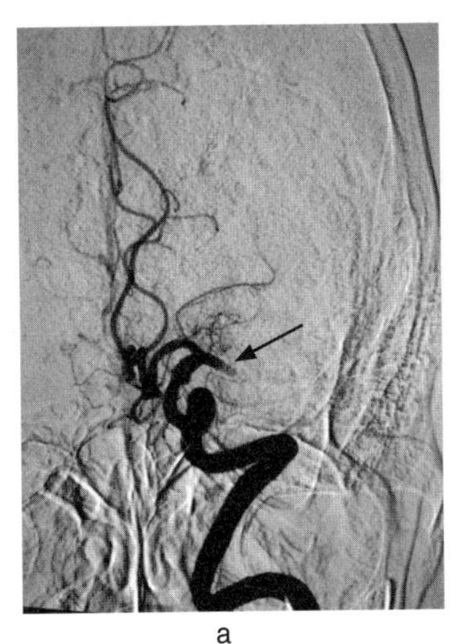

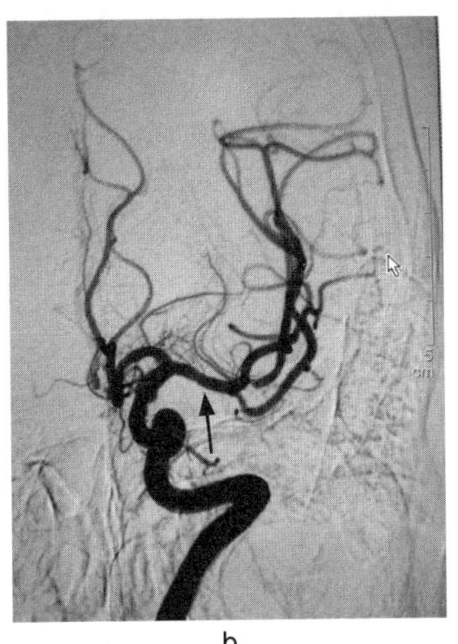

a　　　　b

图 1–5　大脑中动脉血栓栓塞取栓术

a. 颈内动脉造影提示大脑中动脉近段血栓栓塞（箭）；b. 取栓后大脑中动脉显示良好。该例脑部血栓介入清除是从大腿根部进入远道实施的，且疗效看得见。

5. 疗效高、见效快：对很多病变的治疗，比如血管破裂出血的栓塞止血、闭塞动脉的开通等，有立竿见影的效果。

6. 并发症发生率低：因为创伤轻微、定位准确，一般无须全身麻醉，亦不必输血，故介入疗法的并发症发生率低。

7. 可以联合应用多种介入技术：介入诊疗技术种类繁多，各有特色和优势，可以方便地联合应用，取长补短，从而进一步增强治疗效果。

为什么很多医院还不能做介入手术

前面说过，介入疗法的发展历程非常短，虽然它如同一轮朝阳，正在兴盛过程之中，但毕竟还没有如日中天。换句话说，任何事物的发展都需要一个过程，介入疗法的普及，同样还需要假以时日。

另外，介入疗法的开展，是需要具备一定的主观、客观条件的。主观条件方面，必须有经过专业培训，具备专业知识和资质的介入医生；而客观条件方面，必须配备可以洞察人体内部的医学影像设备。在医生资质方面，介入医生不但需要具备敏感识别人体结构和病变影像的影像诊断知识，操作介入设备、应用介入器材的动手能力，还需要具备合理用药和抢救患者生命的应急处置能力。在设备条件方面，介入设备必须要有清晰的显像能力和引导介入器材深入和准确定位的先进功能，还要有减少辐射危害的措施，并不是一台简单的 X 光机就可以胜任。

正是因为目前还有不少的医院不能满足上述条件，所以至今仍有很多医院无法做介入手术，也不能开放介入门诊。但可以预期，随着介入疗法的日益普及，今后能够做介入手术的医院一定会越来越多。

介入手术正在成为风靡全球的潮流吗

的确有这个趋势。君不见，越来越多的医疗机构开展了介入诊疗业务，也有越来越多的其他专科的医生参与到介入行业之中来，当然就有越来越多的患者被推荐或选择了介入诊疗方法来解除病痛了。

正如前面说过的那样，采取介入诊疗方法，可以使那些原本需要手术切除病灶的情况，转变为不一定非得采取手术切除的方式来治疗，从而免除了开放式手术的大创伤，这也使得原本不能耐受或不能接受被开胸、开腹的病人，不再需要担心，心理上容易接受，身体上的耐受性也大大提高。

同样，有了介入诊疗方法，医生们可以很方便地用针和导管准确地将药物送入病变部位。局部用药可以大大提升局部的药物浓度，并充分发挥药物的“首过效应”；同时，又可以有效地降低药物用量，药物不良反应就不容易发生。另外，通过局部用药，其他正常组织接触药物的机会大大地减少了，避免非治疗区域的用药，药物的不良反应自然就会减轻很多。

正因为如此，近年来介入疗法越来越深入人心，正在成为风靡全球的潮流。

第二章

无须动刀，介入医生能耐何来

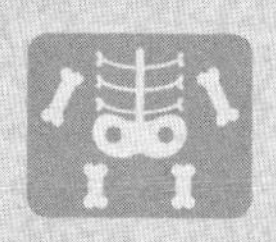

以往，“手术”与“开刀”两个词语就好像是同义词，这几乎可以算是日常共识。但时至今日，情况逐渐有了变化，经常听说某人做了手术，但却并没有被开刀。这是怎么回事呢？不开刀，就能把手术做下来？介入医生竟然还有这么大的能耐？实在令人疑窦丛生！

介入医生做手术真的不需要开刀吗

的确如此。由于越来越多的介入器械趋于小型化、微型化，对身体的创伤越来越小，目前大多数的介入诊疗操作确实是已经无须用到手术刀了。

比方说，部分介入诊疗操作完全可以通过自然腔道（口腔、鼻腔、尿道、阴道、肛门等）进入，当然是用不着动刀子的。而更多的介入诊疗操作，是需要穿刺血管或穿刺体壁进入的，但由于器材纤细，且皮肤及皮下组织具有自然延展性，基本上都可以只用穿刺针直接穿刺血管或体壁就达到目的，也是用不着手术刀的。由于伤口足够细小，所以原本适用于外科手术、被称为“备皮”的术前准备，目前也失去了意义。

只有少部分病例，由于皮肤较韧或后续进入的介入器材相对较粗，为了插入方便，会用手术刀尖“戳”开毫米级的皮肤切口。但这么微小的创口，与外科开放式手术的切口相比，大致都可以忽略不计了，患者基本上不存在耐受性问题，通常只需要用点局部麻醉，就可以完成。

当然，万事无绝对，凡事有例外。个别情况下，由于介入术后需要在皮下植入某些可以长时间应用的特殊物件（如输液港、动脉药盒、心脏起搏器等），那还是需要动动刀子、切个口子、弄个“皮囊”出来，才能完成植入工作。

听说介入医生有透视眼，是真的吗

哈哈，真有这个说法，但是不是真的呢？我的看法是：既对，也不对。

为什么这么说呢？因为介入医生真的有办法透视人体，不用切开就可以看到体内深部的脏器和病灶；但是，介入医生也是凡胎肉体，他的视力并不见得就比一般人要好。

古语有云：“君子生非异也，善假于物也。”（《荀子·劝学》）介入医生虽然并不先天具有“透视眼”，但却能借助于现代科技的发展成果，从而具备能够透视人体的本领，让拥有“透视眼”的想法成为了现实。

事实上，近年来科技发展迅猛，能够被介入医生所利用的“透视眼”已经被开发出了许多个，而且各有特色，只要能够充分利用好，体内的脏器和病灶都是能够清清楚楚地被看得到的（图 2-1）。这些现代科技的发展成果，这些所谓的“透视眼”，就是医学影像设备。

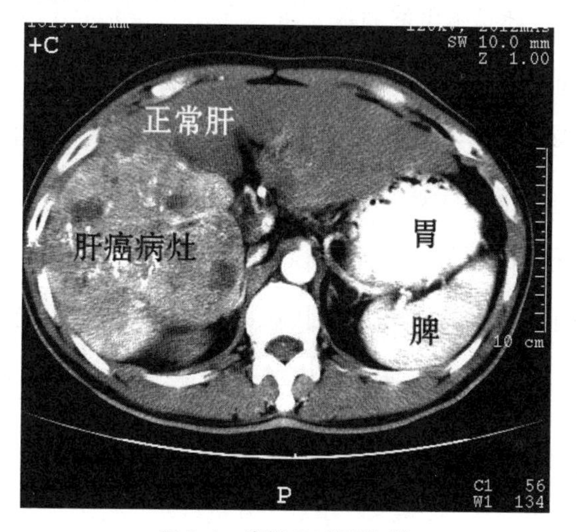

图 2-1　腹部 CT 增强扫描

在 CT 图像上可清晰看到巨大的肝癌病灶，血供丰富，周围结构亦清晰可辨。

为什么介入手术能够做到微创甚至无创

介入医生做手术时，能够做到微创甚至是无创的关键，就是因为有了医学影像设备的引导。

众所周知，外科医生做手术，一般都是在“无影灯”下，利用自己的肉眼直视（有时也借助于手术放大镜或手术显微镜等）来观察术区，并完成切除、修补等操作任务。如果不开刀，就不可能看到体内的病灶，更不可能将病变组织切取出来，即便是借助腔镜的帮助，手术切口大大地缩小了，但完全不用开刀，还是不可能的事。

但介入医生做手术就不同了，因为他们有“透视眼”，也就是医学影像设备。这些影像设备像是“照妖镜”一般，能够将体内深部的病灶轻松地显现出来。而介入医生，由于有了影像设备的引导，个个都像“二郎神”一般，拥有了洞穿人体、明察秋毫的“第三只眼睛”，也好像是有了孙悟空所拥有的“火眼金睛”一样，体内的病灶在他们的眼里是难以遁形的。

有了医学影像设备，介入医生无须开刀，就能看得到病灶；而借助于专用的介入器材如穿刺针、导管、球囊、支架等，无须切开也能达到疾病诊疗目的。正因为如此，介入手术能够做到微创甚至是无创。

我曾经创作过一首顺口溜：“影导介入准头高，管针远达诊又疗，创伤轻微显奇效，灌堵引通病魔消。”这首顺口溜形象而简明地表达了介入手术的特点，希望各位能够喜欢。

介入微创能够“微”到什么程度

介入微创，“微”到什么程度呢？有时可能只是如同做静脉注射一样，只有一个细小的针眼，拔针以后可能就看不见了（图 2–2）！

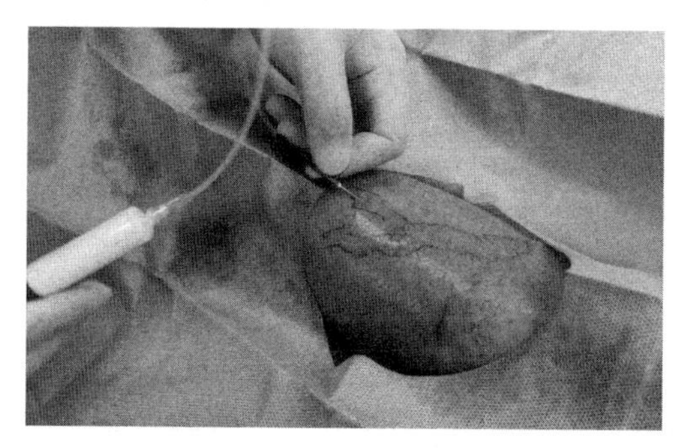

图 2–2　静脉曲张介入泡沫硬化术可用输液针完成

我们都知道，内科疗法常被说成是“无创”，但内科疗法中所应用的“皮下注射”“肌肉注射”“静脉注射”等，还得要使用或粗或细的针头将药物注射进去，这些针头也常常会让孩子们觉得恐怖，只是我们大人觉得可以忽略不计罢了。

介入诊疗通常只是用一根比上述的针头略粗（多数也就 1mm 左右）而稍长的“穿刺针”，刺入皮肤和皮下组织，从而进入血管或某些病变的器官而已。穿刺前，可以用刀尖戳一个不到 2mm 的小口，如果后续没有稍粗的器械需要进入，我们通常是不必动刀子，直接用穿刺针戳进去即可。当然，为了减轻不适，在“戳”之前也会用前述的注射针头在皮下注射一点点局部麻醉药。患者其实只需要接受一点皮下注射时的疼痛，创口也就是 1 ~ 2mm 大小，术后并不需要缝合。还有一些介入操作，可以通过自然的孔道进入，如经口、经鼻、经肛门、经阴道或尿道等，根本就不会有伤口。

所以，介入微创，可不仅仅是一个噱头。相比于开放式的外科手术来说，介入的创伤是不是可以忽略不计呢?

微创介入手术的好处有哪些

外科医生开刀做手术，是需要从皮肤开始，一层层切开、一段段探查，视野还受到切口大小的限制，如果出血多，吸得不快、不干净，视野的清晰度更难以保证。

而介入医生做手术，由于有了医学影像设备的监控和引导，无须切开体表皮肤、深部肝肠，就能够明明白白地看到病灶在哪里，还能准确地将介入器械远距离深入到病灶处实施治疗，所以创伤非常轻微，治疗完成后也能准确评估病灶处理得怎么样。治疗完毕后，也不必进行缝合，后续也看不到什么疤痕。

所以说，微创介入手术的好处首先就是创伤轻微，患者容易耐受。

既然创伤小，就不必全身麻醉、不需要输血，安全性自然提高了不少。在介入微创理念影响下，外科也创新了“微创”手术，借助腔镜等器械来减小对切口大小的要求，但与介入的“超级微创”相比，大致还有一两个数量级的差别。

患者接受介入手术时，基本上可以保持全程清醒，随时与医生进行交流，参与感强，不会“蒙查查”，心理上也可以克服恐惧感，手术时的氛围相对轻松得多。在介入手术的关键节点或患者特别关心的环节上，医生甚至可将监视器上的图像与患者进行实时分享，征询看法，共商处理方案。与患者家属谈话时，也完全可以做到“看图说话”，在公开透明方面也可以做得非常好。

开展介入工作，最基础的条件是什么

我认为，要想开展介入工作，最基础的条件就是必须配备医学影像设备。

前面说过，介入医生也是凡胎肉体，并不是天生就具有“透视眼”，他们之所以能够实施微创介入诊疗操作，就必须利用影像设备来进行引导，这也是介入手术为什么能够做到微创的关键所在。

因此，想要施行介入诊疗操作，首先就必须配备有医学影像设备（图 2–3）。目前，最常用的影像设备是带有电视透视功能的 DSA（数字减影血管造影）机。换句话说，最常用的影像设备是一种特殊的 X 光机，它不光带有电视透视功能，还带有数字减影功能。这种特殊的 DSA 机，能够实时、清晰地显示介入器械在体内的行径，判断是否到达病灶部位，明确病灶状况，并可动态评估介入的疗效（影像学评价）。最新型的DSA机，不单具备上述的透视和DSA功能，还有旋转造影、跟踪造影、路径图、图像融合以及类 CT 功能等，可以为介入医生提供更为精准的影像引导，同时可以节约时间、减少对比剂用量并降低辐射危害。

根据医院的条件和不同的介入目的，有的介入诊疗操作也可选用 CT 机、MR 机或 B 型超声诊断仪（B 超机）等作为引导设备。有了这些影像设备协助，介入医生才会具有“透视眼”，才会具有无须开刀就能完成手术的“超级能耐”。

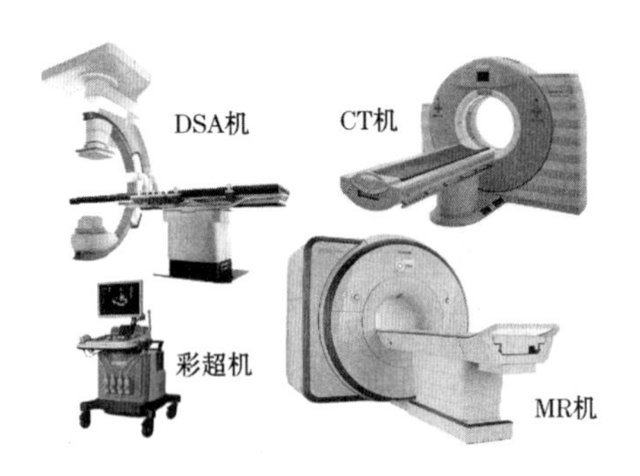

图 2–3　常用的介入引导设备

医学影像设备对介入诊疗有什么意义

医学影像设备对于介入诊疗的重要性，大致可以归纳成以下几点：

第一，无须开刀就能清晰而准确地定位病灶，因而就几乎再也没有大范围切开而进行诊断性“探查”的必要，基本上让以往的“剖腹探查”“剖胸验肺”都成为了历史。

第二，保障了介入诊疗操作过程中的实时监控，没有视觉盲区，治疗的目标明确，因而可以“指哪打哪”。比如说，我们的导管是否到达了病变血管，闭塞的血管是否已经开通，都可以一目了然。

第三，导管等介入器材能够从生理腔道（此类操作可达到无创的目标）或血管内自由行进，从来就不会“迷路”，因而能够从对病人伤害最小也最方便的部位进入，实现“远道施术、管针远达”，避免伤及重要器官。

第四，只需要一些穿刺针、导管、导丝等纤细的器械，通过“灌注、栓塞、引流、扩通、消融”等简单操作就能完成复杂、疑难疾病的诊疗，而且非常靠谱。

不同的影像设备各有哪些特点

迄今为止，DSA 机作为介入引导设备“龙头老大”的地位仍然没有被动摇。DSA 机不光带有电视透视功能，还带有数字减影功能。在电视透视下操作，介入医生能够实时观察到介入器械在患者体内的位置和状态，整体观强，能够非常方便地进行操控；而数字减影功能又使得血管、病变等的显示更为清晰。所以，DSA 机就成为介入诊疗的首选引导设备。不过，由于 DSA 机也是 X 光机，透视的动态监控时间往往比较长，介入医生日复一日长时间在透视下操作，放射线对他们健康的危害性不可低估。

采用 CT 机作为引导设备，进行穿刺操作时，能够做到精确地确定进针点、角度和深度，避免损伤血管、神经和与病变相邻的重要结构。有些 CT 机上还配有激光定位和活检机械手，或兼有“CT 透视”功能，方便操控，并显著提高了穿刺定位的准确性。但是，将 CT 机作为引导设备，仍无法避免放射线的危害；另外，CT 机的引导也难以实时观察导管等器械在体内的行进过程。

B 超机作为介入引导设备，主要用于肿瘤穿刺活检或引流的定位引导。它的优势在于价格低廉、操作简便，而且对人体安全，没有放射线之忧，因此，开展“超声介入”的医疗单位在迅速增多。不过，B 超机同样难以实时观察导管等器械在体内的行进过程，容易受到骨骼及气体的干扰，而且视野受到限制，整体观不强，难以胜任血管性介入诊疗的引导。

MR 机因为没有射线危害，而且图像清晰，对于软组织病变的分辨更具优势，在引导肿瘤消融治疗时还可监测温度和肿瘤活性的变化，似乎是理想的引导设备。但磁兼容问题限制了大部分介入器械的应用，其扫描速度相对较慢，目前同样无法引导血管性介入诊疗的开展，故其应用范围受到较大限制，目前仅有少数大型医院开展了“MR 介入”。

做好微创介入只需要影像设备就可以吗

当然不行！要想开展好微创介入工作，最重要的条件当然是具备专业知识的介入医生了。人才是最宝贵的财富，不是吗?

医学是针对人的学问，来不得半点马虎，更不能草菅人命。忽视专业素养的培育，或藐视专业人员的作用，都是极不负责的行为。

目前，介入诊疗的适用范围已经越来越广泛，并发展出神经介入、心血管介入、外周血管介入、肿瘤介入等多个亚专科方向，专用的介入器材越来越多，越来越复杂，医生所面临的临床问题越来越多，所需要挑战的风险系数也越来越高。在这样的境况下，没有经过系统培训和经验积累的医生想要做好现代介入诊疗操作已经变为不可能。

除此之外，还得配备开展介入诊疗所必备的场所，要有满足无菌操作的一些设施，还得具有与所开展的介入诊疗项目相匹配的医用器械和材料。毕竟，巧妇难为无米之炊嘛！

做介入手术需要哪些特别器材

除了某些经自然孔道进行的介入诊疗操作之外，大多数的介入手术都需要“以针代刀”进行微创穿刺，开辟出一条微细的非自然孔道，才能到达目标部位实施诊疗操作，因此，穿刺针可以算是介入手术最常用的专用器材了。

与外科手术所需器材不同，在实施介入手术时，刀、剪、钳等的使用机会不多，而适合介入诊疗操作的特别器材，主要有导管、导丝、球囊、支架等，还有导管鞘、栓塞剂、扩张管、连接管、三通接头、活检针或活检枪、Y 阀、压力泵、滤器植入与取出装置、血栓清除装置、斑块旋切装置等（图2–4）。

另外，在进行血管性介入诊疗特别是血管造影时，高压注射器（压力注射器）是必须配备的。高压注射器是一种由电脑控制的高科技配件，可以根据不同情况设定对比剂的流率、用量、延迟时间以及保护压力等参数，并使其程序化，能够保证在进行心腔和大血管造影时快速而均匀地注入对比剂，并与DSA 机协同工作，完成高质量的造影检查；超出保护压力的注射会被电脑系统自动中止，以有效地防止过高的注射压力引起的血管破裂。

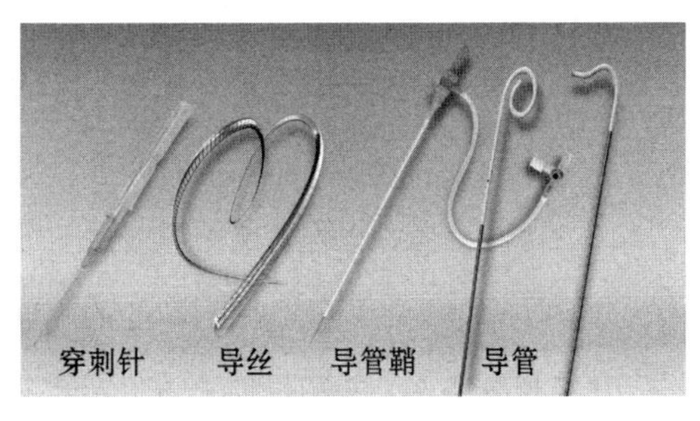

图 2–4　常用的介入器材

常用的介入器材有什么特点

介入手术的常用器材，大多具备以下特点：

第一个特点，介入器材基本上都是纤细狭长的，而不是短壮粗大的。从穿刺针，到导管、导丝、球囊，再到支架植入装置等，介入器材几乎都是这样。这个特点与介入手术的微创和远距离实施完全契合。假如设计得短壮粗大，是不可能完成介入诊疗操作的。

第二个特点，介入器材常常要求操控性与柔韧性相统一。过于纤细柔软的器材，将有“鞭长莫及”之感；而为了追求良好的操控，去使用相对粗大而僵硬的器材，又难以到达远距离的目标部位。因此，如何能够保证纤细狭长的器材到达远距离病变部位并实施精细的诊疗操作，其实是需要高科技设计的。

第三个特点，介入器材往往需要设计出相匹配的系列器材组件，并有一定的标准，相互支撑、协同，才能达成目标。比如，导管与导丝的协同，选择性导管与微导管的匹配，不同规格的导管鞘、导引导管、支持导管和微导丝等的同轴开通操作等，就是充分发挥各自特点，兼顾操控性与柔韧性，以达成介入手术目标的范例。

常用的介入器材如何区分型号

穿刺针的型号主要是按粗细、长短来分。穿刺针的基本结构与我们平常见到的注射针头相似，只是一般要长、粗一些。根据目的不同，穿刺针的长度可从4～5cm至20cm以上不等，粗细也从6号到20号不等（进口穿刺针用多少“G”来表示粗细，数字越大则越细）。目前常用套管针，即在非常纤细的金属针管外套着一条紧密相贴的塑料管，当穿刺成功后，拔出金属针，即可直接经套管进行后续操作，更为方便。有的穿刺针还设计有翼板，另有些粗大的穿刺针带有针芯，以减小穿刺时的切割损伤。

导管的型号以粗细为主要区分，习惯上用多少“F”来表示，一般在 4 ~ 9F 之间，目前最常用的为 4 ~ 5F 导管，长度多为 70 ~ 120cm。小于或等于 3F（相当于 1mm）的导管称为微导管，使用时需要在较粗的导引导管内作为超选择性插管之用。较粗的导管（如 9F 以上）一般只用于脓肿引流或作为滤器、支架等的输送鞘使用。为了选择性插管的方便，导管的前端常被塑成不同的形状，如单弯、双弯、三弯、反弯、天鹅颈、螺旋或猪尾巴状等。有些导管还在前部开有数目不等的侧孔，以便于造影、溶栓或引流。

导丝则习惯上用英寸来表示粗细型号，有 0.018、0.025、0.035、0.038 英寸等不同规格，长度可短至 30cm，长至 280cm 甚至更长。根据不同目的，有直头导丝或弯头导丝，还有特殊用途导丝如偏曲导丝、超硬导丝等可供选用。

支架和球囊导管的型号，长度、粗细都是重要的指标，是否有覆膜、是否专用设计也是关键信息，另外还需要注意输送装置的长度、匹配的导管鞘型号等参数，切不可随意混用。

介入手术过程中是否需要用药

不是所有的介入手术都需要术中用药，但在介入手术过程中，大多数情况下都会使用一些药物。这些药物大致可以归为以下几大类。

1. 麻醉剂。由于介入穿刺针往往比日常的输液针头略为粗大，在后续操作时的介入器材进出也可能造成疼痛不适，故大多数介入手术都会在穿刺前使用少许局部麻醉剂来进行局部的浸润麻醉，经口腔进入的介入诊疗操作也需要术前使用少量麻醉剂进行口腔黏膜表面麻醉来预防明显的恶心反应。

2. 对比剂。这是进行血管造影或其他腔道造影所必需的，只有经过造影明确诊断，才能实施介入治疗操作，手术后也往往需要再次造影进行影像学评价。

3. 抗凝药。在血管性介入诊疗术中常须应用肝素以防凝血，其他术前、术后应用的抗凝及抗血小板聚集类药物还有低分子肝素、华法林、利伐沙班、阿司匹林、氯吡格雷等。

4. 抗肿瘤药。这在肿瘤患者实施介入化疗灌注或化疗栓塞时是必要的。

5. 其他药物。比如对于血栓性疾病常常需要用到溶栓药，以尿激酶最为常用，重组组织型纤溶酶原激活剂（rt–PA）能特异性溶解血栓。此外，必须常备肾上腺素、多巴胺、西地兰等抢救用药。镇静剂安定、抗过敏药地塞米松常用作术前用药。其他如抗生素、止血药、血管收缩药、血管扩张剂等根据诊疗目的进行选择。

外科开放手术还有发展空间吗

应该说，介入放射学的微创理念已经深深地影响了外科学的发展。目前许多外科手术在应用腔镜技术的基础上，也将手术切口从动不动十几厘米，甚至几十厘米的大切口，缩小到仅有几厘米的小切口，“微创手术”的提法逐渐兴盛起来。不过，目前外科腔镜领域的“微创手术”与介入的“微创”基本上还有一到两个数量级的差距。

介入的微创理念对外科开放手术更直接的影响是，越来越多的手术医生特别是血管外科医生直接接受了介入诊疗的方法及理念，主业就是搞介入了，而大开放式的外科手术已经越来越少做，甚至不做了。

不过，传统的开放式外科手术还有存在的必要，甚至仍有很大的发展空间。比如说，有一段肠管坏死了，还得通过开放式外科手术把它切掉，并重建有活力肠道的完整通路，目前像这样的工作是无法通过介入的方法完成的。介入手术的普及并不能完全代替开放式手术，只是丰富了治病救人的渠道和途径而已，也为更多的患者带来了福音。

第三章

有何妙招，介入优势八方传颂

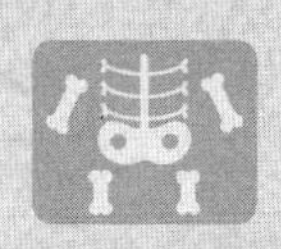

介入医生一手掌握影像引导设备，一手掌握介入器械和药物，难道就自然具有无敌的力量了吗？

其实不然。无论是影像设备，还是介入药械，都属于外在的硬件条件；更为重要的软件条件，则是介入医生的专业素养，还有巧妙选用介入诊疗技术的高超技艺。

灌——高浓度导向灌注，局部药效岂止倍增

我们先来设想一下：有病了，首先想到的是开点药吃，对吧？然而，吃什么药？怎么吃药？是不是应该去打屁股针，或是打吊瓶，才能更好地发挥药物的效果？这些后续问题，就不会那么容易得到公认的答案。

还有一个众所周知的事实，就是药物的不良反应（或毒副作用）广泛存在，“是药三分毒”。有些药物，比如说“肿瘤化疗药”的毒副作用实在是太大、太普遍，以至于目前大多数人还是比较抗拒的，对可能引起的难以承受的不良反应心存恐惧。

无论是吃药、打屁股针，还是打吊瓶，其实都属于“撒胡椒面”式的全身用药，全身的组织细胞都在“吃药”，病灶局

部所分到的药量不够，治疗效果难以体现；而药量大了，药物的副作用也就大了。

怎么办？如何发挥药物的正面效应，减少副作用？答案就是：采用“介入灌注术”！

“介入灌注术”比较正规的术语应该是“经导管药物灌注术”。它是指介入医生在电视透视的监控下，将细长的导管选择性地插入到病变器官内（一般是经由其供血动脉），再将药物经导管注射进去。

介入灌注术至少有两个特别的好处，其一是增强药物治疗效果，其二是能够减轻药物的不良反应。这个道理其实很容易讲透。“药物也是毒物”，特别是治疗肿瘤的化疗药，其毒性可不低。全身用药不可能无限地提高药量，所以能够到达病灶局部的药物就很有限，疗效也就上不来。而经导管直接在病灶灌注药物，局部药物浓度可以成百倍地增加，“集中炮火，饱和攻击”，疗效的提高就是很自然的事了。同时，身体的其他组织器官避免了药物毒副作用的伤害，全身的不良反应将明显减轻，患者也易于耐受。

堵——止血饿瘤防隐患，定点栓塞显高效

见过出血吗？恐怕绝大多数人都会给予肯定的答复吧。而

对于出血的后果，想必各位也都是清楚的。所以，一旦发现出血，尽快将血止住才是正途。

那么，如何止血呢？对于表浅部位的外伤出血，压迫包扎会是最先想到的办法，而且确切有效。但对于体内的出血，压不到也包不了，当止血药无效，想开刀进去结扎或修补血管时，患者病情又不能耐受，这可怎么办呢？

告诉你吧！“介入栓塞术”就是应对这类出血安全有效的新方法。介入栓塞术是指通过微创介入的方式将某些管道系统堵住的一种操作技术，通常是指“经导管动脉栓塞术”，因为这个最常用。而“经导管动脉栓塞术”是指介入医生在电视透视的监控下，将细长的导管选择性地插入到目标器官的动脉血管以后，再拿一些材料（栓塞剂）将其堵住，以实现治疗目的。

对于大出血来说，采取介入栓塞的方式，快速堵漏，立竿见影，就这么简单！由于有医学影像设备的引导（犹如导航一般），介入医生可以通过双手的操控，将各式导管顺畅地插到远处及深部的目标血管，导管能够准确到位，堵漏的效率肯定也是“杠杠的”。

其实，介入栓塞术并不限于堵漏止血，它已经成为介入领域的关键技术，应用范围越来越广。比如各种肿瘤，栓塞其供血动脉，断了肿瘤的“粮路”，肿瘤细胞自然就会出现缺血坏死，从而控制肿瘤发展；如果能够做到彻底的栓塞，将肿瘤的“走私线路”也能彻底断掉，甚至有可能实现治愈肿瘤的目标。对于血管破裂出血，如外伤、产后大出血、咯血、呕血、便血、尿血等，栓塞其出血的血管就能立即止血——哪里漏水堵哪里，干脆利落不磨叽。对于动脉瘤、动静脉畸形、动静脉瘘等病变，栓塞后可以起到防止破裂出血或阻断异常分流的作用。此外，脾功能亢进、肾性高血压、输卵管积水等亦可通过栓塞术实现治疗目的。

不过，要特别注意：在不同的部位和实施不同的栓塞目的时，所用的栓塞剂必须谨慎选择，不能随便拿个什么东西就胡乱堵上去，否则可能出现大麻烦。

引——血瘀水浊轻松除，囊肿脓肿何须烦忧

现如今，经常会听到有人说：“你脑袋瓜子进水了吧？”

这句话除非是铁哥们互相调侃，否则就是在骂人，表示某人智商有问题。是吧？不过，其实每个人的脑袋里面都有“水”，这就是脑脊液。最新的研究还证实，在深睡眠时，脑脊液会更多地进入脑内循环，进行“洗脑”；如果长期得不到深睡眠，脑子进水不够，洗脑不彻底，人就难以保持聪慧。

除此之外，身体内部还有很多地方会进水，比如泌尿系统

的肾、输尿管、膀胱和尿道，肝内外的胆管系统，胰腺管道，口腔周围的唾液腺，以及各个活动的关节等，都会进水；而胃肠道有水，当然就更正常，喝了很多水后，肚子都会鼓胀起来，是吧？

然而，任何事物都要有个度。身体内部进水，假如该进水的地方进水太多，或者是不该进水的地方进了水，肯定就不正常！

比如说，胸腔、腹腔、关节腔，正常情况下会有少量的水，维持润滑，但进水太多，就会成为"胸腔积液""腹水""关节积液"；脑室里面的水多了，也会演变为"脑积水"；肝肾实质、皮下、骨头内正常是不进水的，如果进水了，就会表现为肝囊肿、肾囊肿、皮下囊肿、骨囊肿，如此等等，还有很多。

身体内出现了积水、囊肿，如果量很少，没有太大影响，可以不必处理，等待其自然消退，或通过治疗原发病、做些利尿处理，就可以了。

但是，如果积液和囊肿比较大，就可能引起相应部位的肿胀，或对正常组织器官产生压迫症状，甚至影响正常的生理功能。比如说，胆道内由于积聚了太多胆汁，就会影响消化功能，甚至出现明显的梗阻性黄疸。囊肿因为过大或受到挤压而发生破裂，有时还会引起出血。

更为重要的是，除了上述的“水”外，有时还会“进血”“进脓”，从而在身体内部各处出现“积血”“血肿”“积脓”“脓肿”。如果是淋巴管道出现问题，则会积聚“乳糜”一样的液体物质。这些血、脓、乳糜等液体就会比单纯的水样囊液、积液产生更多和更为严重的问题，更加需要重视才行。

如何将多余的水样物质清除掉？答案就是，采取“介入引流”的办法。

“介入引流”常常是指“经皮穿刺引流术”，即在影像设备（包括 B 超、CT、MR 及电视透视）的引导下，采用或长或短的穿刺针经过皮肤穿刺，直达病变部位，再置换入不同型号的引流管（图 3–1），就可将体内的“淤泥浊水”清除出来。简便快捷，安全可靠！

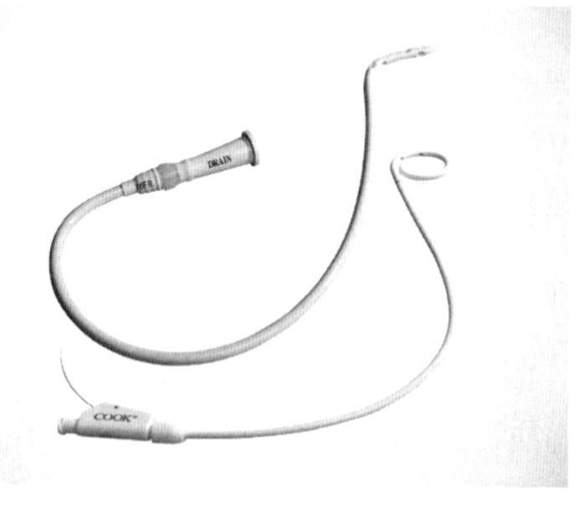

图 3–1　不同型号的引流管

通——生理管道再修复，细致精巧犹如绣花

一提起管道，相信大家都会产生很多联想，因为它们实在是太常见了！比如家里的水管、气管、下水道，街道下的线缆槽管，与国计民生密切相关的给水、排水、供热、供气、输油、农业灌溉、水力工程、工业生产等，均离不开管道。

其实，人体内也广泛分布着各种各样的生理管道。比如，血管（动脉、静脉、毛细血管）就是在体内分布最为广泛的管道系统，还有气管、食管、肠管、胆管、尿管、输卵管、输精管、淋巴管、鼻泪管、唾液腺管等。

体内的生理管道大小不同、长度不一，各自发挥着独特的作用，承担着重要的生理功能。这些管道的畅通，是生理功能正常发挥的前提，如果不能保持畅通，肯定就会生病，甚至有可能导致生命的终止。

比如说，大家一定经常听到“冠心病”“脑动脉硬化”“下肢动脉硬化”等概念，这些都是由于不同部位的动脉血管硬化了，变得明显狭窄甚至闭塞后所出现的问题。另外，糖尿病、血栓闭塞性脉管炎等病症也可引起动脉血管的狭窄闭塞。

其他管道的问题，还可随便举出一些例子，比如食道的狭窄闭塞可造成吞咽困难，气管的狭窄可造成呼吸困难，尿道的狭窄可引起肾积水、尿潴留，胆道的梗阻可引起明显的黄疸，

连输卵管也可因为堵塞而造成不孕。如此等等，几乎没有哪条管道可以永保通畅而不会出现问题。

当体内的管道堵了，是否能够像换下水道一样，轻易更换呢？

有的还是可以的，比如有些血管坏得太严重，无法整修，可以做一个人工血管重建的手术。但由于人体内的器官组织并非如五金商店内的管道零件一样“标准化”，生物相容性的问题还特别突出，再加上“体内换管”操作本身就非常复杂，创伤也大，真正能够做到管道坏了就换，目前看来还没有多少希望，轻易更换更无可能。绝大多数情况下，还是寄希望于“开通、维修”。

介入医生们可以通过类似“清理下水道”“开凿隧道”的办法直接开通闭塞的体内管道。当然，由于体内的管道很细小，生理功能还不能暂停，开通的难度比清理下水道就要大得太多了，必须借用精密的介入器械，并且需要发挥聪明才智，会用巧功夫才行。毕竟开凿隧道也需要工程技术人员来把关，乱开一气可是要山崩地裂的呢！

扩——球囊导管显精妙，狭窄管腔瞬间复原

对闭塞的体内管道进行开通，是介入医生的拿手好戏，绝

大多数都可以获得成功。然而，当闭塞的管道开通以后，往往还会存在不同程度的狭窄；又或者体内管道原本并没有完全闭塞，而是逐渐发展到比较严重的狭窄，那又怎么办呢?

在这样的情况下，介入医生又会调用一个有名的介入操作技术，即“球囊扩张术”。球囊扩张术利用球囊导管对狭窄管道进行扩张，类似于吹气球的原理，所以曾经也有人称其为“气囊扩张术”。其实，球囊导管经过专门设计，是非常精密和巧妙的，所以远比儿童玩耍的气球贵重得多。在治疗过程中，球囊中也不是充气，而是注入可以显影的水溶性对比剂，配合压力泵等进行可控性操作，将狭窄的管道扩起来，从而恢复其通畅性。

比较知名的“球囊扩张术”是“经皮腔内血管成形术”（PTA，图 3–2），指经皮穿刺，将球囊导管插到目标血管，对狭窄段的血管进行机械性扩张，从而重建血管腔径的介入治疗技术。PTA 适用于各部位的大中型血管疾病的治疗，如肾动脉狭窄、髂股动脉硬化性闭塞、冠状动脉粥样硬化狭窄等。体内其他腔道的狭窄（如贲门失弛缓症、放疗或烧灼伤所致的食管狭窄、术后吻合口狭窄、胆管良性狭窄等）也可通过类似的成形术达到治疗目的。

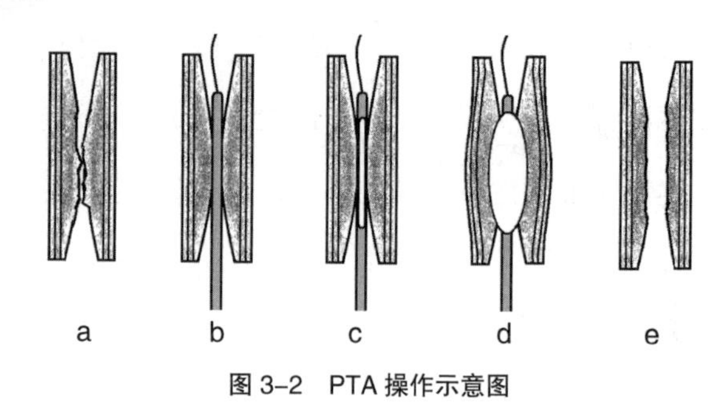

图 3-2　PTA 操作示意图

a. 造影示血管显著狭窄；b. 选择性导管随导丝通过狭窄段；c. 换入球囊导管；d. 充盈球囊；e.PTA 后血管恢复通畅。

在不少情况下，通过球囊扩张，体内管道系统的狭窄问题就可以得到立竿见影的解决。特别是在动脉狭窄时，通过球囊扩张成形，血管腔径得到恢复后，动脉血压基本上都可以维持血管的腔径而不至于发生血管塌陷，效果明显而又持久。

撑——支架植入防塌陷，犹如平添了主心骨

然而，还有一些情况，单纯依靠球囊扩张成形会有缺陷，即管道的通畅性难以维持，而且可能很快就会“瘪陷”下去。

比如，静脉内的血压较低，很难完全依靠血液的流动压力来维持血管在开通、扩张成形后的腔径。还有一些其他管道系统，特别是在伴有肿瘤、转移淋巴结等外在压迫的情况下，更加难以维持管道腔径的稳定。即便是一些动脉狭窄，在球囊扩

张成形后，也可能因这样或那样的原因，无法维持持久的开放。

在这些情况下，难道就没有办法了？当然不是，介入医生的另一妙招，就是联合应用“支架植入术”，来弥补球囊扩张成形术的缺陷。

所谓支架植入术（图 3–3），指的是在影像设备引导下，将特制的支架植入病变管道内的微创介入方法。支架植入术的应用，就好像在容易发生坍塌的坑道或隧道内架起能够抵抗塌方的支撑架一样，依靠支架的机械支撑力，体内狭窄的腔道、血管等，就好像有了“主心骨”，从而可以比较轻易地维持持久性的通畅。

当然，体内的血管以及其他腔道大小不同、功能各异，所处的环境也不一样，采取支架植入术时，必须要有与之相适应、相匹配的支架类别和型号才行，可不能胡乱选用，或希望用某一种支架“包打天下”哟！

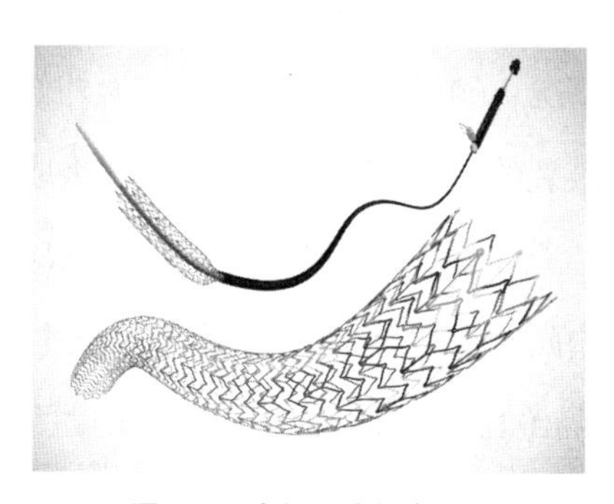

图 3–3　支架及其释放装置

隔——轻松解除大隐患，可立一石二鸟之功

前面说过的支架植入术，它的主要功能是维持腔道持久开放，但在某些情况下，它的另一重要功能可能更为重要。如果这第二项功能成为其主要目标，那么，支架植入术就可以改称为“腔内隔绝术”了。

可别小看这个介入操作技术，它很可能就是救命的妙招！比如，主动脉瘤不断增大，眼看着不久就会破裂出血危及生命，介入医生通过植入“覆膜支架”，隔离扩张薄弱的血管壁，避免血流对其进行冲击，就能够解除主动脉破裂的危险。同样，假如主动脉内膜发生撕裂，形成主动脉夹层，这也是有可能危及生命的重大问题。通过植入覆膜支架，一方面可以支撑起血管的“真腔”，保障组织器官的血供，更为重要的是隔绝了内膜的撕裂破口，让“假腔”不再有血流的进入，从而逆转病情的进展，避免了血管破裂的风险。

还有一些情况，例如某条动脉血管因为外伤或病变侵袭而破裂，而这些破裂的血管又非常重要，假如采取前面说过的血管栓塞的方法直接堵塞，将引起严重的组织缺血和功能不全。这时，改用腔内隔绝术就能“一举两得”：通过植入覆膜支架，就可以完美地隔绝血管破裂口，同时又保障了血管的通畅性（图 3–4）。

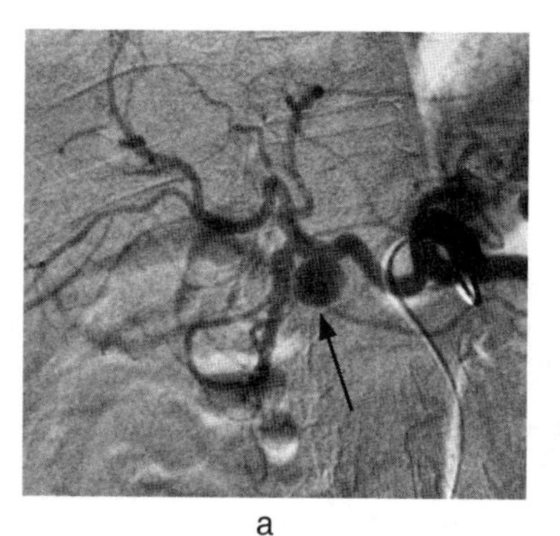
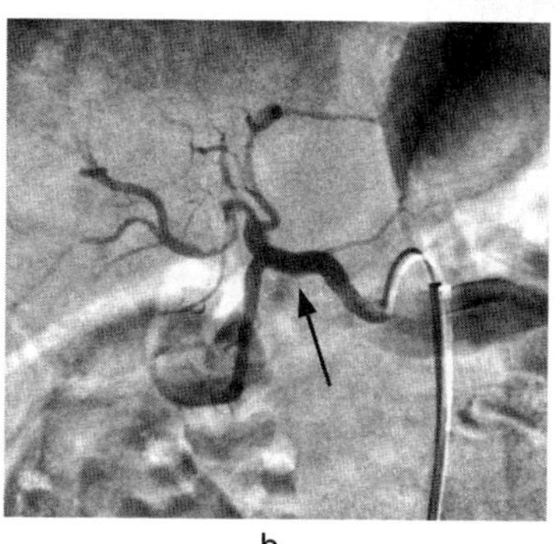

a　　　　　　　　　　b

图 3–4　肝总动脉瘤腔内隔绝术

a. 腹腔动脉造影提示肝总动脉瘤（箭）；b. 植入覆膜支架后造影复查提示动脉瘤被完整隔绝（箭），而肝动脉保持通畅。

不妨再举一个例子：某人因为患上食道癌吃不下饭，而且由于肿瘤的侵犯还出现了“食管气管瘘”，吃饭喝水都会出现严重的呛咳，很容易引起难以治愈的吸入性肺炎。这时，通过植入食道覆膜支架，同样可以起到两方面的作用：一是撑起食道管腔，让进食不再艰难；二是隔绝瘘口，避免了食物和水误入气管所引起的吸入性肺炎的发生。

消——电光声热和冷冻，另有酒精可祛病魔

我想问问各位读者：体内出现了肿瘤或者是某些病变组织，通过药物治疗的方式难以消除，你还能想到用什么方式来

解决问题?

我想大多数读者的回答应该是：找外科医生切除它呀！是吧?

这个回答是正确的。然而，假如我再多问一句：除了能够想到药物治疗和外科手术治疗方式外，就没有第三种或者更好的办法了吗？你还能干脆地给予回答吗?

假如你还没有答案，就让我来告诉你：还可以选择微创介入呀！对于肿瘤或者不正常的组织（比如突出的椎间盘、曲张静脉、异常起搏点等），“介入消融术”就是不必开刀却可以起到类似外科手术切除效果的医疗新方法，值得推荐应用。

介入消融的医学术语为“经皮穿刺消融术”。它是在影像设备引导下，通过经皮穿刺，将射频电极或“酒精针”等器械送达病变部位，通过产热或冷冻的物理效应以及无水酒精等的化学作用，对病变组织进行毁损的介入治疗方法。凡是消融效能到达之处，这些病变组织均可被彻底灭活（烧掉、冻死、凝固），从而实现“根治”目标。这相当于不开刀就把病灶拿掉了，因此也有人称之为“内科性切除”。

如今，可以应用于消融的器械越来越多，如射频治疗仪、微波治疗仪、激光治疗仪、超声聚集刀等，可以分别将电能、光能、声能在病灶局部转变为热能，产生高温，从而造成病变组织的细胞脱水干燥、凝固甚至碳化；而氩氦刀则可以使病灶发生冰冻而变性坏死。近几年出现的一种新型消融设备“纳米刀”，既不产热也不制冷，而是通过释放高压电脉冲在细胞上形成不可逆的纳米级穿孔，使肿瘤细胞快速凋亡，但又不会伤及血管壁、神经及周围的正常结构。此项技术已经展露出独特的优势，值得密切关注。

而使用无水酒精向病变组织内注射，同样可以实现毁损病灶的目的，属于化学性消融手段。

滤——轻松捕捉危险栓子，难道真如密网捞鱼

这是真的啊！目前，在介入治疗领域已经越来越常用这样的过滤方式，真的挽救了不少患者的生命呢！

我想，只要各位留心，就有可能发现周边有人正在或曾经发生过下肢肿胀。下肢肿胀的原因当然有很多，但下肢深静脉血栓形成作为最常见的病因，已经越来越走近大众的视野，而它对于人体生命健康的危害和影响，也越来越被大众所熟知。

看过“爱课司瑞”公众号文章的朋友们可能已经清楚，下肢深静脉血栓形成是由于静脉内原本流动的血液凝固成了固态的血栓块，阻挡了血液的回流，从而导致下肢水肿等一系列临

床表现，还有可能导致一些凶险事件的发生。那就是，凝固的血栓栓子大块脱落，随着血液漂浮，最后被血流带到肺动脉，从而引起肺动脉栓塞。大面积的肺栓塞是可以引起猝死的，有资料显示，全世界每37秒就有1人因此而死！

为了防止肺动脉栓塞这样的严重后果，曾经有人想到用开刀手术的方式，将下腔静脉结扎或缩细，来防止大块栓子流向肺动脉。当然这个方法太过极端，大块血栓通不过去，但血流也被阻挡过不去，肯定会出现更加严重的下肢肿胀，以及一系列相关的不良后果，所以早已被淘汰。

介入医生早就想到了妙招，就是在下腔静脉植入一个过滤器，就像是放进去一张渔网，大块血栓就像鱼儿一样被网网住，而血液回流则像水流一样不受影响。这种介入治疗方法，就是目前广泛开展的下腔静脉滤器植入术。滤器的设计越来越精巧，输送鞘越来越细，对血管的损伤也越来越小，但拦阻效率却越来越高，而且一旦血栓溶通，或者不存在大块血栓脱落风险后，滤器又可以微创地被及时取出来（图3–5）。

如今，受到下腔静脉滤器植入术的启发，这种恰似密网捞鱼的方式，也被扩展到动脉内应用。比如，在颈动脉、肾动脉或股动脉等处进行硬化斑块旋切或狭窄扩张成形时，置入类似的保护装置，也能起到防止栓子脱落引起脑梗死、肾梗死或下肢末梢坏疽的确切作用。

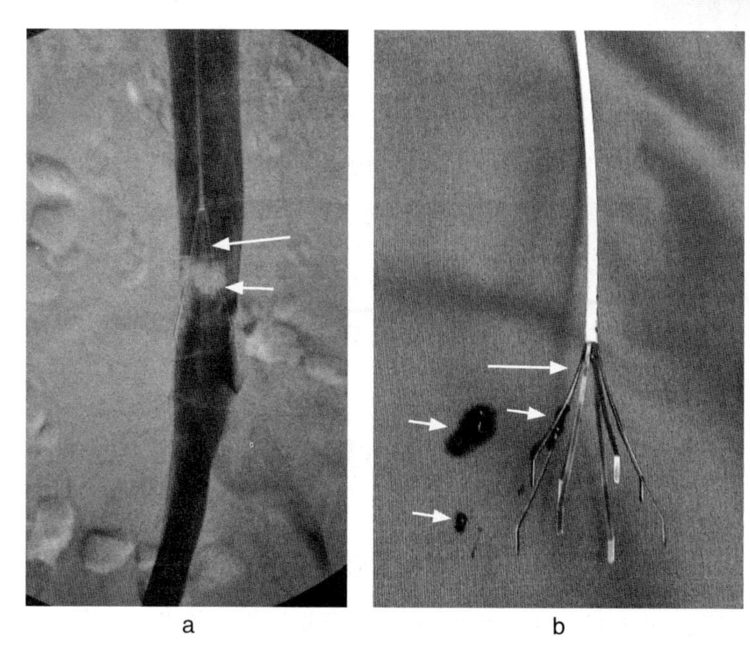

图 3–5 腔静脉滤器植入及取出

a. 下腔静脉内临时滤器（长白箭），拦阻到大块血栓（短白箭），血流仍可通过；b. 取出的临时滤器（长白箭），可见带出所拦阻的血栓块（短白箭）。

穿——繁复技艺简便实现，动脉静脉再无禁区

要说清这个问题，就免不了要说一说赛丁格。

赛丁格，是一个人名，是 Seldinger 的音译。这位瑞典的老先生，因为发明了以他名字命名的“Seldinger 技术”，从而成功地跻身为一位“牛人”，甚至于整个介入放射学界在其已

经逝世 20 多年后的今天依然不改崇敬之情。

1984 年发表于《美国放射学杂志》上的一段话很能说明问题："虽然 Seldinger 本人非常谦虚于他的发明，但他的智慧和创造力却使血管造影技术进入一个新的时代和新的舞台。所有从事放射学的人都应该感谢 Seldinger 的想象力。他的成就使放射学朝着新的、令人振奋的方向发展，给医学影像、诊断和治疗医学留下了永久的印记。"

Seldinger 技术属于穿刺血管的技术，是介入放射学技术中的基础性技术。它的经典做法，是直接经皮肤穿刺血管，通过导丝的配合，将导管插到动脉血管里面去。而在赛丁格发明这项技术之前，想要将导管插到血管里面去，是必须采取外科切开的方式进行的，创伤大、程序烦琐，插管一次就可能造成某条血管"报废"，对人体健康的长期影响很大。而 Seldinger 技术则简便易行，而且非常微创，接近体表甚至是比较深在的动脉、静脉都可以经皮直接穿刺，几乎不存在禁区，甚至于在需要的时候，经同一条血管的同一个部位反复穿刺，血管还可继续维持它应有的功能。

因此可以说，Seldinger 技术牛就牛在它看起来非常简单，但却开创了介入放射学的新时代，这样的划时代功绩，当然值得永久铭记。

其实，自 Seldinger 发明了这项技术后，很多介入学者参与探讨和实践，加上器材加工技术的进步，赛丁格技术已经有过多次改良，比如应用导管鞘、选择带套管的更细穿刺针、采用微穿刺套装等，使得血管穿刺所造成的损伤越来越小，更加方便安全。这些改进后的血管穿刺技术都可以统称为改良 Seldinger 技术（图 3–6）。不过，技术改良与划时代技术的发明相比，就好像大树底下的小草常常被忽视一样。所以，数十年来，一说到介入血管穿刺技术，学界好像只记得赛丁格，而其他的改良贡献者却大多不被人所熟知。

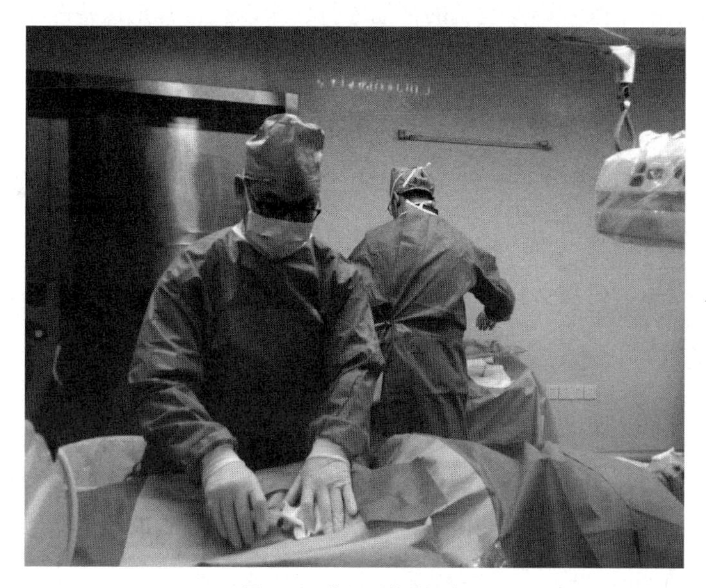

图 3–6　介入手术进行中

通过改良的 Seldinger 技术，介入术区可以只有一个针眼。

显——深浅病魔无处遁形，照妖镜下纤毫毕现

这里说到的“显”，是指将病灶“病魔显形”，也可以将正常的或者并不那么正常的结构、腔道进行显影。

我们知道，只用我们医生的肉眼来看病，只能看到表面在光照下的样子，是无法看到体内的结构和病灶的。假如通过内窥镜的方式，可以看到体内一些腔道如胃肠、尿路、气道等内表面的情况。但是，要想看到器官组织内部的结构影像，就必须借助于医学影像设备的帮助才行，所以我常常把这些医学影像设备比拟成为“照妖镜”。

医学影像设备是介入医生的必备“武器”，手握着功能各异的“照妖镜”，那就无论病灶在哪里，是深在，还是表浅，都能够清晰发现，让病魔无处遁形。

拿血管性疾病（如动脉硬化性狭窄、动静脉畸形、血栓形成等）举例，我们通过肉眼观察很难发现这些病变，或者是很难完整评价病情的。而通过彩超、CTA、MRA 等影像学检查就可以比较明确地发现这些病变血管。而假如根据病情判断，需要对这些病变血管进行治疗，则利用介入医生通常都具备的 DSA 设备，采取数字减影血管造影的方式，毫米级以下的微细血管分支都可以显示得非常清楚，可以真正做到“纤毫毕现”。

DSA 血管造影对于血管性疾病的诊断符合率，能够达到很高的水平，是真正的“金标准”。因此，有了如此精细的血管造影的诊断结论，后续的精细治疗也就可以顺利实施了。

选——目标血管轻松到位，心灵手巧如何实现

看到这里，朋友们大概都已经清楚，介入手术完全不必像外科开放手术那样去开胸、开腹，常常只需要插入一条长长的细小导管，通过血管或者其他的腔道行进，就可以直达目标病灶，实施介入手术。有人问，介入医生将长长的、细细的导管插进去那么远，是怎么控制它的方向和路径的呢？难道就不怕插错、不会插错吗？

其实，介入医生当然也怕插错，也会插错，只不过，经过系统培训过的介入医生，有的是办法避免插错。假如在插管过程真的发生了插错的现象，也会有办法及时发现、及时修正，并重返正确的路径上去，不会引发什么严重的问题。

首先，介入医生做手术，是必须借助影像设备来作引导的。目前介入插管的最佳引导设备，就是有电视透视功能的 DSA 机，这样的介入引导设备功能越来越齐备，这就好比是介入医生的指路明灯。其次，介入医生想要将导管插入某条血管分支，不会用直统统的导管，而是会根据血管分支的走向，

选用带有不同弯曲和空间塑形的“选择性导管”，从而借助这些弯曲和形状，就像是控制能够拐弯的汽车，通过调整其前进的方向，就能保障选择性插管的成功。第三，介入医生当然应该经过培训，善于应用推送、提拉、旋转、抖动等如同绣花般的手头上精细功夫，配合对影像的正确识读，手眼相应，远距离插入目标血管的介入操作就可以轻松实现了。

当然，实际的应用远不能用几句话就可以完全说明，纸上谈兵之后还得配合长期的实操，不断摸索和积累经验，才能真正做到心灵手巧，完成困难的选择性或超选择性插管任务（图 3–7）。

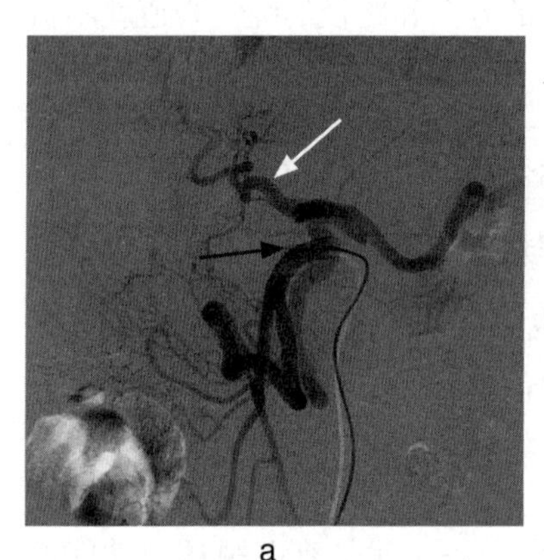

a

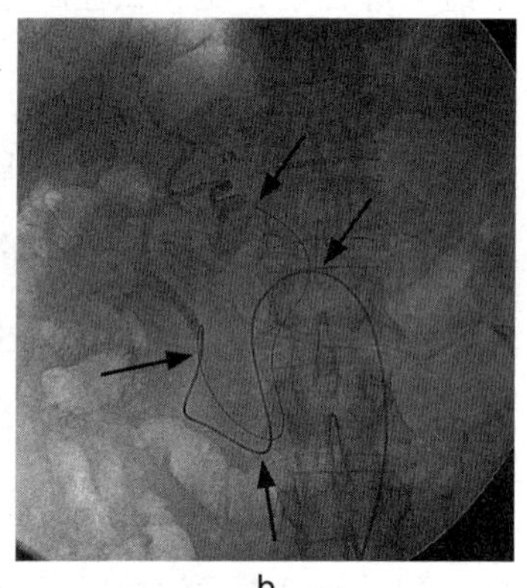

b

图 3–7　经变异途径行肝动脉超选择插管

a. 肝动脉（白箭）由肠系膜上动脉（黑箭）这一变异途径发出；b. 微细的导管在 DSA 监控下一路蜿蜒到达目标（黑箭）。需要耐心、细心，手上功夫犹如绣花。

检——安全直达精准无误，不再担忧确诊依据

不知道朋友们是否听说过活检？所谓活检，就是活体组织学检查的简称，它的意思是从“活生生”的患者身上取出一些组织样本（病理标本），进行病理学检查，从而明确其病理性质的操作技术。迄今为止，活检仍是确诊肿瘤性疾病的“金标准”，是明确影像学上发现的“占位性病变”具体性质的最终依据。

是不是取到了活体标本，就一定能够明确诊断呢？非也！

以往，临床各科的主管医生们想从患者身上取活检，只有两种办法：要么是开刀，直视下去切取，要么是凭着自己的解剖学知识，“估摸着”大致位置“盲穿”去取。由于缺乏精确的定位设备，其结果就是常常错误地取出了癌旁正常组织、炎性组织或癌内坏死组织样本，不但不能确诊，反而可能误导治疗方向，延误患者的治疗。另外，只凭感觉的盲目穿刺，还有可能误伤大血管和重要脏器，风险也不容忽视。

然而，如今在介入科医生面前，活检已经不再盲目。因为他们掌握着洞察深部组织器官细微结构的利器，合理选用或联合应用超声、CT、MRI、DSA、电视透视等多种影像引导手段，体内的组织结构和病灶特点，在他们的眼中一览无余。于

是，他们就可在穿刺前巧妙设计穿刺路径，穿刺中实现精准导航，穿刺后还可实时观察穿刺道状况进行必要处理。于是，能够确认病变性质的病理标本得到保证，患者的安全同样得到了保证。

有了影像设备的引导，活检的安全性、准确性能够一并得到保障，介入活检术的应用也就越来越普遍，不但可以用来协助临床明确病理性质，还能用来评估病变发展趋势、判断疾病的预后，或者用于优选敏感药物、验证药物疗效，并为临床科研提供病理组织学依据。

第四章

血流不止，介入诊疗应急稳妥吗

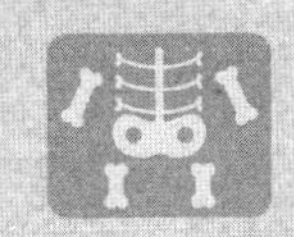

出血是常见的临床症状，而那些所谓的“大出血”更是危及生命的杀手。如何尽快找到出血的“元凶”，快速有效止血就是抢救成功的关键。

介入性血管栓塞术，就是“堵住决堤漏口”的有效方法，极大地改变了以往的医疗模式，很多原来难控或不可控制的大出血，已经能够取得立竿见影的疗效。

耄耋老者口鼻喷血，还能手术抢救回来吗

又是一个深夜，我被呼吸科的紧急来电惊醒，病房医生说有一位高龄患者不断咳出鲜血，采取了多种方法仍无法止血，不得不请求介入科前往支援！

病人的需要就是命令，我不敢怠慢，立即前往协助。原来是一位91岁的大爷，躺在床上，神色紧张，吸着氧气仍气喘不休，随着不停的咳嗽，鲜血也不断从口鼻喷出。值班医生告诉我说：“CT发现了‘慢支、肺气肿’和‘陈旧性肺结核’，目前患者的生命体征不稳定，一线、二线、三线医生一起用了很多平素行之有效的治疗办法，但依然没有奏效，只得连夜请

您来帮忙。”

经过现场检查评估，我当即决定，可以急送介入手术室实施介入栓塞止血！但患者家属一听，心中疑惑不已，问我说，老人都快百岁了，身体还能接受紧急手术吗?

的确，要做介入手术，年龄是必须考虑的因素，接近百岁高龄的老人家，介入风险当然不容小觑。但是，老人家肺部有病，呼吸功能本身就差，现在咳血不止不但引起失血、血压不稳，还可因咳血吸入造成窒息。如果不能快速为患者止血，也许其生命就将走到终点！因此，不立即手术的风险更大！

不过，无须担心的是，去介入手术室实施栓塞止血，并不是采取外科开刀的方式，而是微创的介入诊疗操作，对患者全身的影响比接受外科开放式手术要小得多。我认为，只要我们都愿冒点风险，在严密监控下进行操作，还是有希望取得好的结果的。而假如我们没有坚定的信心，不愿冒一点风险，最终的结局其实显而易见，但也似乎可以接受，毕竟如此高龄了。

听过我的解释后，患者的儿孙们很坚定地签下了《知情同意书》。在患方的信任和支持下，我迅速组织介入科的医、技、护人员，紧急展开了介入栓塞止血的抢救性操作。

在电视透视和DSA造影引导下，我很快就找到了出血的责任血管，立即实施了栓塞止血（图4–1）。与此同时，患者的生命体征也很快稳定下来，并赢得顺利出院、皆大欢喜的结局。

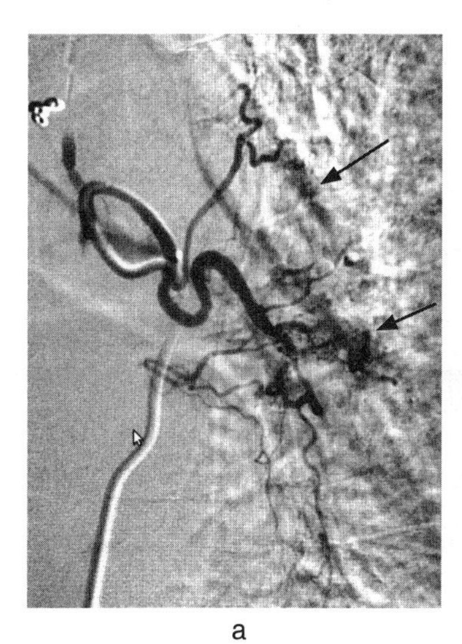

a

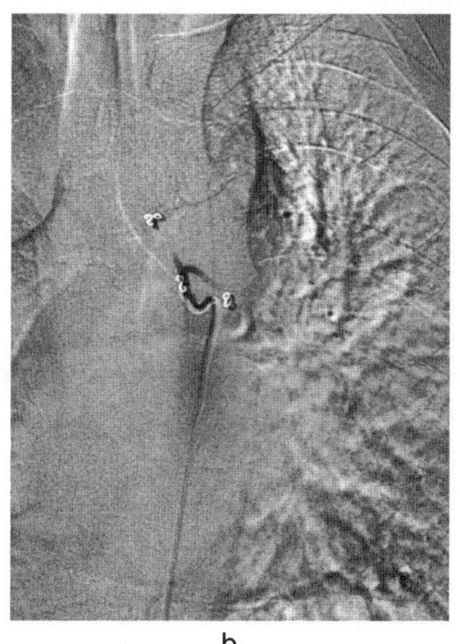

b

图 4-1　大咯血支气管动脉栓塞术

a. 左支气管动脉造影提示出血（箭）；b. 栓塞后出血血管已不显示。

快速止住大量咯血，介入栓塞治疗为什么能做到

在一些影视剧中，常常可以看到一个套路：主人公长期咳嗽，咳着咳着，忽然在手帕上出现血迹。这时，影迷粉丝们大概都会心里咯噔一声："坏了，主人公命不久矣！"

为什么会这样？因为，虽然影视剧中只是一个隐喻，但在现实中的确看到许多类似的现象，于是，众多的编剧、导演、演员们，就不约而同地选用这样的场景来表达你所认同的结局，于是，这样一个"梗"就逐渐走向老套了。

事实上确实如此，长期咳嗽、咳血与严重的肺部疾病相关，像肺癌、肺结核、支气管扩张之类的患者，突然出现大量咳血，预后常常不好。

咳血是通俗叫法，医学上的术语则是“咯血”。咯血是临床常见的一种症状，是指气管、支气管及肺实质出血，血液经咳嗽由口腔咯出。痰中带血或是咳出鲜血，均属咯血。一般少量咯血经过内科药物治疗可以解决，但如果出现大咯血，药物治疗就难以如愿，即便短期有效，但咯血反复发作，也使患者病情进展，家人苦不堪言。

那么，外科手术治疗效果好不好呢？如果只是局限性的小病灶，外科手术切除效果确实不错。但是大咯血的病人，许多都是病灶范围广泛、呼吸功能储备不良，无法接受外科手术治疗的。

难道就这样束手无策了吗？其实这个时候，介入栓塞治疗就是咯血患者的新希望。懂得这个道理，选用这个方案，曙光就在前方。

为什么可以选用介入栓塞治疗？因为肺部有两套血管供血：肺动脉和支气管动脉。肺动脉是参与气体交换的功能性血管，而支气管动脉则为参与营养供应的血管。动物实验和临床实践均已证实，堵塞支气管动脉不会引起支气管和肺组织的损伤。而绝大多数的咯血，其责任血管恰好就是支气管动脉，所以堵住支气管动脉就可以解决咯血问题，这就是介入栓塞治疗咯血的理论基础。

所以，介入治疗咯血的具体方案，就是“支气管动脉栓塞术”，它具有创伤小、起效快、效果确切的优点。

妙龄少妇血下如注，必须切除子宫吗

2019年的正月初九，春节的气氛依然浓厚。晚上十一点多钟，我又听到紧急的电话铃声，原来是我熟悉的一位妇科副教授打来的，说是患者情况凶险，怕耽误时间和处理不慎，只得半夜直接“骚扰”我了。

我常常说，医务人员在一定的程度上也是“战士”，因此我要求科内人员保证24小时响应救人的需求，我自己也不能例外。病人的需要就是命令，听过妇科医生的电话介绍，我已经明白了紧急组织介入诊疗是必须的了，于是我请妇科医生紧急备血，维持患者生命体征稳定，自己一边立即赶往急诊室，一边紧急联系同事们组成应急小组，共同投入抢救工作。

原来，这是一位37岁的妇女，美丽的脸庞上看不到容光焕发，而是显得惨白无华！

患者停经2个多月了，最近3天不时出现少量阴道流血，正在奇怪为什么又来月经了。到了前一天傍晚，患者阴道流血量突然增多，其描述是“血下如注”，遂至当地某人民医院就诊，经过妇科相关检查，诊断是“疤痕妊娠”，约8周，但胚胎已经停止发育。

由于血流不止，当地处理有困难，无法止血，可以想象，这一家人是怎样的忧心如焚。当地医生建议，到广州中医药大学第一附属医院肯定有办法，因为那里的妇科可是“全国重点专科”！于是，患者立即由救护车转运至我院急诊。患者到来时，虽然神志尚清，但已精神不振，血压已经不稳，妇科检查见阴道有大量血块，宫颈口见少许组织物堵塞，宫颈口仍可见鲜血不断涌出！

原来，患者曾有“剖宫产”的历史。也就是说，她曾经生过的孩子不能经阴道“顺产”，而是通过切开腹部、剖开子宫的方式将胎儿取出来的。这样一来，子宫上面就留下了手术疤痕。不巧的是，这一次怀孕，胎盘竟然附着在原来的手术疤痕处！这就是所谓的“疤痕妊娠”了。

胎儿在疤痕这里得不到良好的发育，出现了流产。而疤痕处由于没有良好的具有收缩功能的子宫肌层，流产后，破裂的血管无法及时收缩止血。这就是大出血的原因所在。

怎么办？先拿纱布堵一堵，对出血的子宫腔进行压迫止血吧！然而，竟然堵不住！患者的失血还在持续，后续怎么办？

对于不能止血的子宫原因大出血，立即开刀切除子宫，是一种救命的办法，妇科医生自然要将这个选项交给患者及其家属考虑。然而，患者还很年轻，还有孕育下一代的要求，对于这个显得残酷的选项，患者和家属的心情自然非常糟糕。问：只能切子宫？难道就没有什么其他办法了？

疤痕妊娠处理棘手，止血保宫如何兼顾

对于子宫疤痕妊娠，处理起来真的棘手。当它又引起危及生命的大出血时，快速抉择显得尤为重要。难道真的只能通过切除子宫来救命？难道真的就没有其他什么办法了？

面对患方的“灵魂拷问”，赶紧向介入医生求助，已经成为大多数妇科医生的共识了。前面说到的那位妇科副教授正是清楚这一点，并将“介入”这个选项推荐给了患者和家属，从而也让我有了发挥作用的机会。

怎么做？

患者安静地躺在介入室的手术台上，在生命维持系统的保障和监测下，我用一根不到 2 毫米粗的穿刺针，从其右侧大腿根部穿刺到其右侧股动脉，然后有条不紊地对盆腔的多条血管分别进行插管造影，可以看到其子宫区域有多支杂乱血管迂曲扩张，并可见对比剂外渗现象，这是提示出血的“直接征象”！

于是，我立即用微钢圈和明胶海绵颗粒对相应的血管分支进行了栓塞（图 4-2）。在介入操作进行中，患者其实已经出现了失血性休克，表现为心率过速、血压下降，在急救团队的密切配合下，经加快补液、输血及相对应的治疗，患者得以完成介入诊疗，并平安转运至妇科病房。

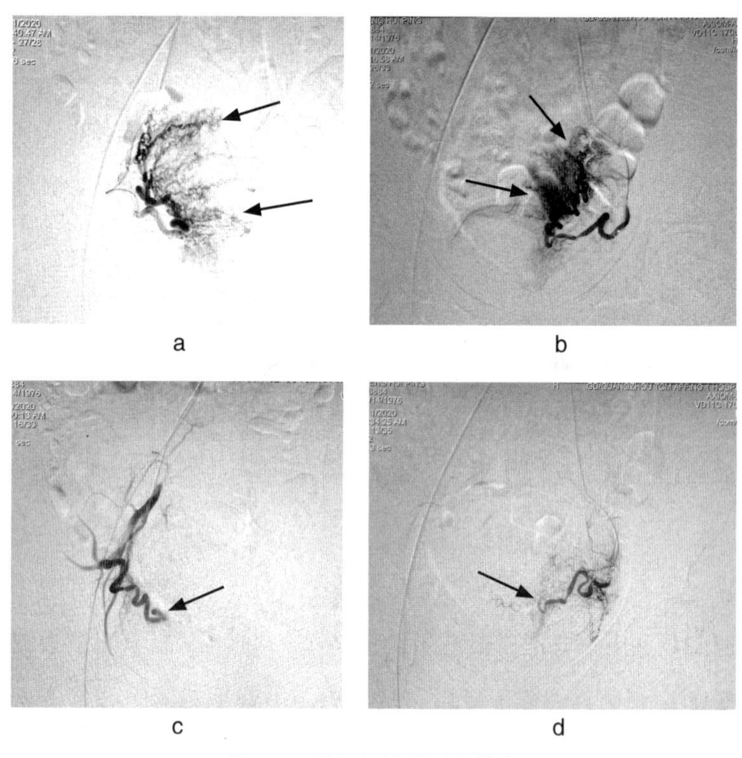

图 4-2　子宫疤痕妊娠介入栓塞

a/b. 双侧子宫动脉造影提示血供丰富（箭）；c/d. 栓塞后原染色的血管已不可见，子宫动脉只显示残端，提示栓塞成功（箭）。

介入手术完成后，患者的阴道流血现象马上就停止了。第2天，妇科医生用超声证实子宫疤痕处已经没有血流信号，并成功地为其进行了清宫。经过一周疗护，患者得以顺利出院。

两周后，患者家属为我科送来了锦旗，上书“医术精湛、医德高尚”。他们说，患者出院后恢复良好，非常感谢介入科不但将其从危险中救了回来，并且完整地保住了子宫，甚至也保留了再次孕育新生命的机会。

妇产科大出血常见，介入治疗地位如何

对于女性来说，可不只有疤痕妊娠才会引起大出血啊！

其实，男性所能遇到的那些大出血，女性几乎都可能遇到，而属于女性所特有的大出血，又还有不少。因此，作为女性，真不容易啊！除了子宫疤痕妊娠外，表现为阴道大量出血的常见状况，还有妇科恶性肿瘤出血、产后出血、人流术后出血、异位妊娠等。妇产科大出血往往来势凶险，如果不能及时处理，势必危及生命。

对于妇产科领域的大出血，首先当然会考虑用止血药物、宫腔纱布填塞等保守治疗方式，但却有导致宫腔感染、隐匿性出血、迟发性出血等的隐患。而采取开放式手术治疗，则大部分患者难免要切除子宫，而失去生育能力，对患者身心的创伤

非常大。

因此，微创介入治疗方式已经越来越多地被推荐，其原因就是，既兼顾了快速有效止血，又能完整地保留子宫，做完美女人的心愿不至于被轻易击碎。

引起妇产科领域大出血的责任血管，主要来源于髂内动脉及其分支，其中又以双侧子宫动脉最为重要，这是介入栓塞止血的解剖学基础。因此，介入医生对于此类出血，基本上就是先插管到髂内动脉，造影显示出血的责任血管后，立即经导管注入栓塞剂，阻断血流，就可以达到快速而又彻底止血的目的。

现如今，国内外各大医疗机构已经将子宫动脉栓塞术作为妇产科领域大出血的一线治疗方法。而且进一步，对于某些有可能发生大出血的女性患者，比如前置胎盘需要剖宫产，就可以预先通过介入方式置入球囊导管，以临时阻断腹主动脉或双侧髂内动脉，或者对子宫动脉进行预防性栓塞，就能从根本上杜绝大出血的发生。

与传统的开放式手术相比，介入治疗创伤小，安全性高，术后并发症发生率低，更加难以可贵的是可以保留子宫甚至是正常的孕育能力。而且，介入治疗对其他后续治疗没有影响——即使介入栓塞失败，也不影响再次接受其他治疗。

呕血便血也很吓人，具体原因都有哪些

肖先生刚刚年届不惑，一大家子都将其当作顶梁柱，但生活的艰辛可能只有他自己能够深切体会，近年来已不时感到力不从心。这不，早几天开始出现头晕乏力，偶然回头发现大便有点黑油油的；而到昨天，大便变成暗红色，次数也增加了，还伴有头晕、心慌，实在无法坚持上班，只得在家休息。他心中暗暗叫苦，但还是以为挺一挺就可以解决问题。

然而今天早上，勉强吃了些稀粥后，肖先生就觉得胃内一阵翻腾，直向上涌，忍不住喷出一口口污血，夹杂的一些秽物，竟然是刚刚吃进去的那些东西。家人都吓坏了，赶快七手八脚地将其送到医院来看急诊。此时的肖先生，已经陷入危险的休克状态，紧急的救护随即展开，诊断结论也很快得出——上消化道大出血！

消化道，通常也叫胃肠道，其出血所导致的问题非常多。消化道大出血是临床常见急症，常常以呕血、便血为主诉，具有起病急、进展快、病情危重等特点，若得不到及时有效的治疗，将严重威胁患者的健康甚至是生命。

引起消化道出血的病因多样，但根据出血的责任血管来源，大致可以分为动脉性出血、静脉性出血两大类。动脉性出血常见于消化性溃疡和肿瘤性出血，还有胃肠炎性疾病、动脉

瘤、血管畸形、外伤或手术后出血等原因；而静脉性出血，最常见的是肝硬化、门静脉高压所导致的食管－胃底静脉曲张破裂出血（图 4–3）。

那么肖先生的上消化道大出血，究竟是什么原因引起的呢？经过相关检查，其结论就是由于肝炎、肝硬化引起了胃底和食管静脉曲张。由于平时疏于防范，没有养成定期体检的习惯，病情已经变得严重，开始的出血速度不是特别快，血向下流，就以黑便和便血为主要表现；而当出血迅猛，胃腔内的血液就连同胃内容物“喷薄而出”，很是吓人！

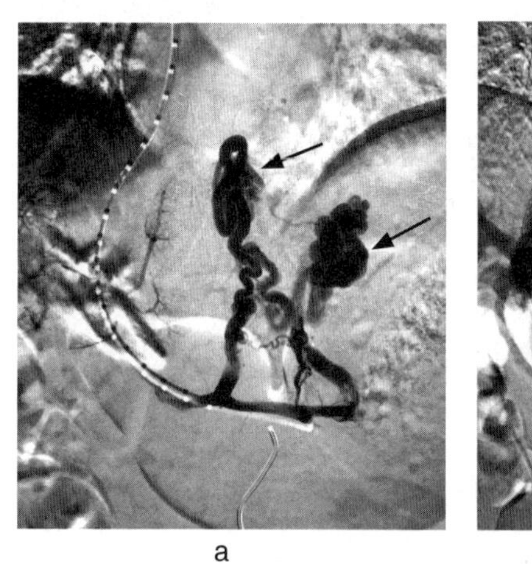

a

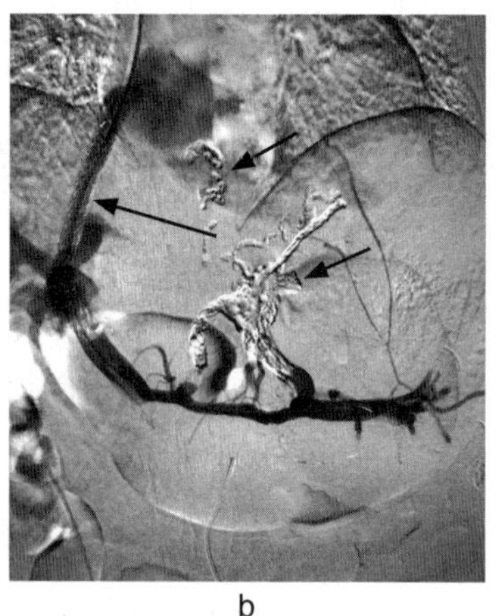

b

图 4–3　食道胃底静脉曲张大呕血介入治疗

a. 造影示食道胃底静脉明显迂曲扩张（短箭），为呕血责任血管；b. 组织胶栓塞曲张静脉后（短箭）显示栓塞完全，肝内已经建立门体分流道（长箭）。

应对消化道大出血，介入诊疗意义何在

对消化道大出血患者实施介入手术，无论是在诊断方面，还是在治疗方面，都有重要意义。在诊断方面，主要由介入性血管造影来实现：通过介入插管，做一个 DSA 血管造影，可以观察到出血的直接征象（如对比剂外溢等），也可能发现一些间接征象（如畸形血管团、肿瘤血管、肿瘤染色、血管痉挛或中断现象等）。

而在确立诊断、明确出血部位以后，相应的治疗措施就可以立即实施。最主要的止血方法，当然还是对责任血管进行栓塞，这对于挽救患者的生命具有重要意义。

假如上消化道大出血是由动脉性原因引起，动脉内栓塞止血就是主要方法。具体做法是，先选择性插管到腹腔干、肠系膜上动脉或肠系膜下动脉进行数字减影血管造影，以明确出血部位，再将导管超选择性插入到位后，注入合适的栓塞材料，将出血的分支血管堵住就大功告成了。这样的栓塞止血效果与外科手术血管夹闭相当，而且往往立竿见影；即使血管造影未发现出血的直接征象，还可以根据间接依据，预防性地经导管灌注适量的血管收缩药物，也能够发挥一定的止血效果。

而前面说过的肖先生，诊断为静脉性出血，介入诊疗同样

可以达成诊断和治疗双重目的。在治疗方面，除了像对动脉性出血那样，对出血的血管进行血管栓塞术以“断流”之外，还可以实施介入性的微创“分流术”。肖先生正是接受了“断流”“分流”相结合的介入诊疗方案，最后的止血效果，那确实是“相当满意”（图 4–3）。

体内建起“都江堰”，繁复工程竟能快速完工

众所周知，都江堰是李冰父子组织修建的宏大水利工程，两千多年后的今天仍然在发挥重要作用，其分水泄洪的设计令人赞叹，已列入“世界文化遗产”“世界灌溉工程遗产”名录。然而在体内，在介入治疗领域，也有一项设计非常巧妙，与都江堰工程有“异曲同工”之妙，却至今没有广为人知。这就是“TIPS”（图 4–4）。

TIPS 是英文“transjugular intrahepatic portosystemic shunt”的简称，翻译成中文就是“经颈静脉肝内门体静脉分流术”。它的原理是借鉴了以前的外科方式，在肝内建起血液分流道，将门静脉的高压血流直接引向体静脉（肝静脉、下腔静脉），就能够起到良好的分流“泄洪”作用。所以，有不少人将 TIPS 称为“体内的都江堰工程”，非常形象！

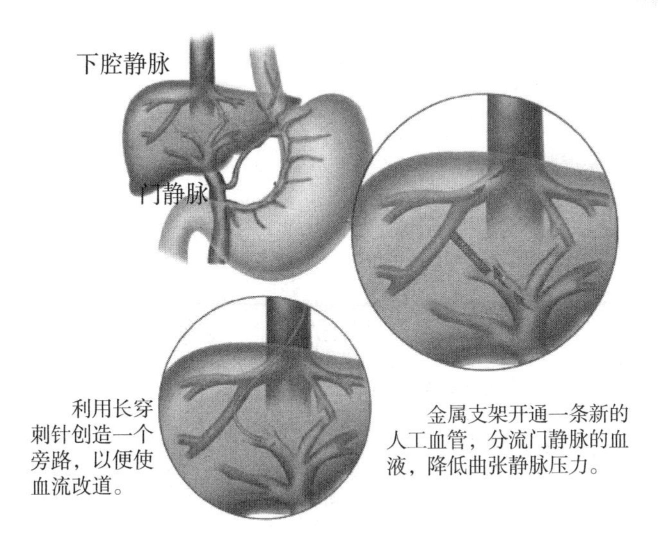

图 4-4　TIPS 原理示意图

门静脉是主要走行于肝内的一套特殊血管系统，它收集来自胃肠道和脾脏的静脉血。肝硬化时，肝的组织结构混乱，门静脉血液进入肝的通路受阻，血流淤积，压力增高，就形成了“门脉高压症”。肝硬化引起门静脉高压时，除了有上述的食道 - 胃底静脉曲张破裂出血风险外，胃肠道血流淤积还会引起胃肠水肿和顽固性腹水；脾脏也会淤血肿大，出现脾功能亢进。此外，还可能出现腹部青筋暴露、严重贫血等众多的临床表现。

当食道 - 胃底静脉曲张破裂出血量少时，一般不会出现呕血，可用药物治疗控制；而出现呕血症状，则说明出血量大，药物治疗往往无效，急诊的胃镜检查常常成为首选，因为它多能查明出血原因和部位，然后可施行内镜下快速止血。外科手术可以实施“断流术”和“分流术”，但由于操作复杂、损伤较大，不良反应多，目前已经多被微创的介入方式所取代。

得益于介入技术的发展和器械的进步，介入医生借助一些专用器械，无须开刀，绝大多数病例在局部麻醉下即可完成 TIPS 这一原本非常繁复的重大手术，微创性地建立从门静脉向体静脉的分流道，从而显著降低门静脉压力。如果术程顺利，整个手术过程有可能在半小时内就可完工。而 TIPS 术后，门静脉高压及其所造成的一系列问题，如胃肠淤血、顽固性腹水、消化道出血等即可“迎刃而解”。对于已经存在的食道－胃底静脉曲张，通过 TIPS 建立的通路也很容易对其进行栓塞断流，从而解除再次出血的隐患。

塌楼造成多发伤，如何稳准快地止住血

据权威新闻发布，2020 年 3 月 7 日 19 时许，福建泉州市鲤城区欣佳酒店发生楼体坍塌事件，71 人被困。据了解，该酒店是作为新冠肺炎疫情发生后的区级医学观察点，用来对新冠肺炎密切接触者进行隔离观察。

酒店倒塌后，消防救援队肯定会重点关注、尽快查清被困人员的数目、位置并将其救出；媒体记者则会主要关注新闻事件的时间、地点、涉及人员等要素；政府部门当然要关注事件背后的责任调查和人员安置等问题；一般市民自然会为事件的发生感到痛心，牵挂着被困人员的安危。而对于医务人员来说，除了考虑伤员中是否有疑似病例之外，如何快速有效地实施救治才是最关注的问题。

塌楼事件的伤员救治为什么令我关心？因为塌楼所造成的伤害，往往是“多发复合伤”，即比一般斗殴造成的刀剑切割伤复杂得多。类似的伤害事件还有高处坠落、工地塌方、车祸伤以及地震等天灾所致伤害等。

一般来说，遇到有这样多发复合伤的患者，急诊的骨科医生往往会承担首诊责任，然后是外科、颅脑科、泌尿科等可能涉及的外科系统医生。然而，当某个或某几个科的医生开刀进去以后，却可能发现腹腔、盆腔等处都有鲜血在不停地冒出来！血从何处来？看不清、压不住、缝不上，“望洋”兴叹，非常棘手！

其实，如果患者多处血肉模糊，在实施了输血、输液等生命维持抢救措施后，仍然稳定不了血压，考虑存在腹部、盆腔等多器官创伤，涉及多个专科问题，介入医生就可能起到很大的作用，如果有“复合手术室”（既有 DSA 设备又有开放式手术设施）就更好了。所以，健全多学科协作机制，快速响应、充分配合，是很有必要的。

介入医生应对多发复合伤的“拿手武器”就是DSA影像设备和纤细的导管、导丝和栓塞剂等器材。比如下面这个病例，就是介入医生参与抢救的简要介绍。

一位年轻的民工因工地塌方而引起全身多处骨折，送到医院时已呈休克状态（失血严重）。经紧急输血等处理，病人的血压却始终难以升高。鉴于伤情复杂，接诊的骨科医生难以拟出妥善的手术方案，于是紧急请来介入科医生会诊，考虑存在骨盆腔活动性大出血，必须先把血止住！

紧急的术前准备工作很快就分头做好，伤者躺到介入室手术台上几分钟后，介入医生就已经把造影导管插入其主动脉内。造影明确了左侧髂内动脉破裂，因为看到对比剂正从此处如决堤之水涌出！刻不容缓，介入医生马上将选择性导管插到破裂的动脉内，经导管推入不锈钢圈和明胶海绵，在血管腔内进行破口封堵；再次造影复查，证实出血已经被完全止住（图4–5），快速而稳妥，成为抢救成功的关键！

随后，患者的生命体征也稳定下来，为下一步的骨科手术处理创造了条件。

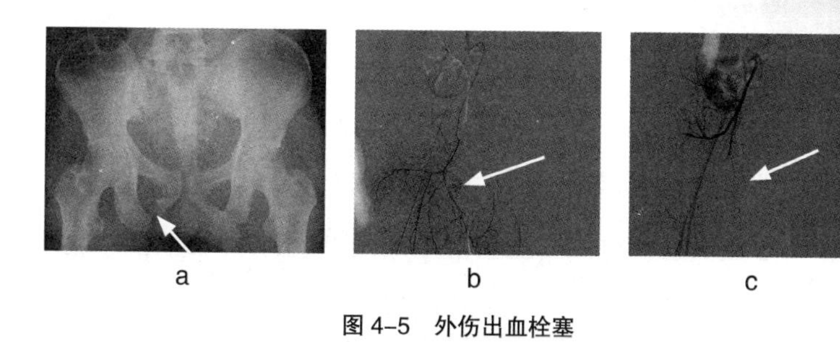

图 4-5　外伤出血栓塞

a. 骨盆平片显示右耻骨骨折（白箭）；b.DSA 显示骨折处血管破裂出血（白箭）；c. 血管栓塞后 DSA 复查，出血血管栓塞完全（白箭）。

为什么外伤大出血的介入诊疗如此重要

无论平时，还是战时，由各种外来伤害所造成的创伤性大出血，都是非常常见的临床急症，而且伤情复杂、病情危急，常常伴发骨折和脏器损伤，手术处理困难，伤员常因失血性休克而危及生命。

针对外伤性大出血，内科治疗手段主要是大量输血、补液，但往往难以纠正持续性失血而造成的低血容量性休克，且易引起酸碱失衡、弥散性血管内凝血及心、肝、肾等脏器急性衰竭。外科治疗采用手术探查以明确出血部位，采用动脉结扎或脏器切除术来控制出血，但存在着创伤大、风险高、并发症多、盲目性强等缺点，而且部分患者因出血部位特殊（如颅底、盆腔等）或难以明确出血病灶，无法进行外科手术。

介入造影是从正常的血管段进入，循着血管路径远道到达，在血管腔内注入对比剂进行造影。如果能够看到对比剂溢到血管外，就是出血的直接证据，因此一目了然。而切开直视下，由于创面血糊糊的，没有清晰的视野，很难判断血从哪里冒出来的，这就妨碍了后续治疗的展开。

而且，介入造影一旦发现出血，可以立即栓塞，从而为早已等候的外科、骨科、妇科或泌尿科医生创造良好手术视野，以便其从容地完成清创、缝合、修补、固定等手术操作。即便有时发现出血的是某些不能直接栓塞的重要血管，也可插入球囊导管进行暂时阻断，以显著减少出血量和出血的速率，至少也能明确出血的所在，让骨科或外科医生等在后续治疗时心中有数。

总之，对于外伤性大出血，介入诊疗具有诊断明确、止血快捷、疗效确切、创伤小、并发症少、术后反应轻和恢复快等优点，还能最大程度地保留正常组织。

这正是：各科有专长，相互多帮忙，共谱和谐曲，生命有保障！愿每一位伤员都能脱离危险、恢复健康！

便血不止原因不明，必须剖腹探查才行吗

临床上经常遇到这样的情况：患者出现便血，内科医生用了不少止血药，还不停地输血，但眼见患者的贫血程度还是越

来越严重，从而有束手无策之感；而患者和家属在这样的情况下，也很受煎熬，对医生的信任感也在不知不觉之间流失掉了。

便血，是一个很常见的临床症状，但便血的原因，却并不总是那么容易找到。虽然便血可能表现为便出鲜血，甚至是“喷射”出大量鲜血，但带血“便便”的颜色却并不完全是鲜红色的，有可能是暗红、咖啡样色，也有可能是茶色或柏油样黑色。血便的颜色与出血部位高低、出血量大小、在肠道存留的时间长短以及胃肠道内原有内容物不同等都相关。

整个消化道甚至是胆道的出血都可能只表现为不同颜色的便血。比如前面提到过的食道 - 胃底静脉曲张破裂出血，如果不是汹涌而出呕出来，出血也会下行经过肠道全程而成为便血。所以，便血的情况可能会很复杂，很不容易下诊断。

原因找不到，便血止不住，似乎应该轮到外科医生出场解决问题了。但外科医生也觉得为难，因为胃肠道长达好几米，在原因不明、部位不清的情况下，贸然剖腹，创伤很大不说，有时把胃和肠管都拽出来翻看，也不见得就都能找到出血部位！

所以，时至今日，各科医生们已经慢慢形成了共识：找介入科医生来呀！

的确，介入医生不动刀，不开腹，只需要血管穿刺，就可以插管造影了。通过这样的方式，出血的责任血管就可以很容易地找到，有时还可以明确一些出血的原因如动脉瘤、动静脉畸形或胃肠道肿瘤等。明确诊断后，后续的介入治疗就简单了——栓塞责任血管，就可让出血立即停止（图 4–6）！而有些病例（如肿瘤）经过介入止血后，由于最好是切除病灶，还可再交给外科医生接着处理——诊断明确了，出血部位弄清了，外科医生就可将病变轻松地“手到擒来”。

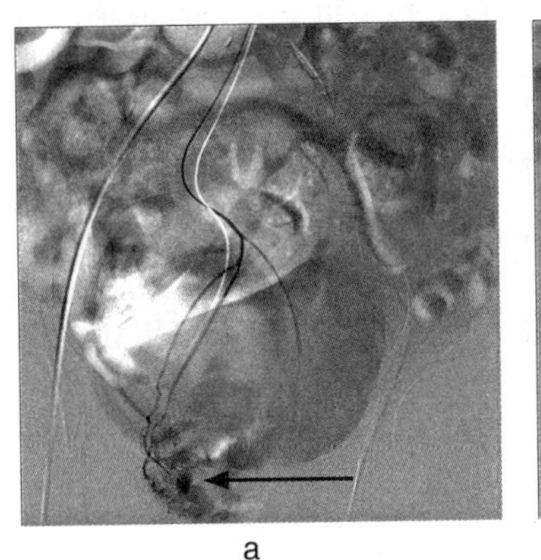
a

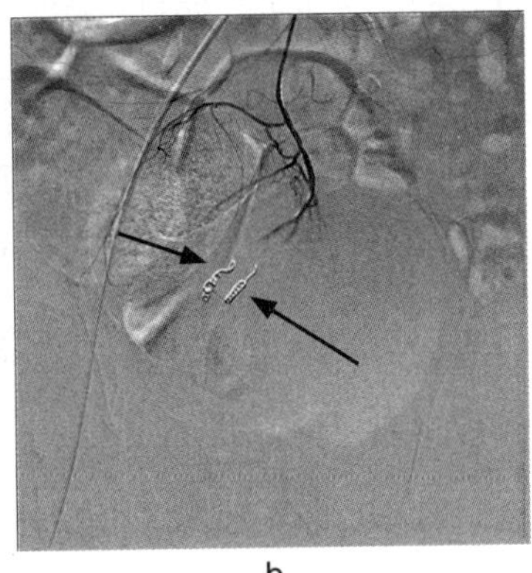
b

图 4–6　便血介入治疗

a. 肠系膜下动脉插管造影提示直肠上动脉出血（箭）；b. 栓塞后出血停止，箭示栓塞弹簧圈影像。

尿血也可伤人命，如何处理才能又快又好

尿血其实也是临床常见的症状之一，有镜下血尿和肉眼血尿之分。少量而长期的尿血可以造成患者慢性失血、贫血、体质虚弱、生活质量下降。而大量的尿血，有时可能表现为排尿

就是排鲜血，常伴有头晕、心慌、疲倦等急性失血症状，对患者的心理冲击也不小，如果不及时处理，有可能引起失血性休克，甚至危及生命。

尿中的血液可能来自泌尿系统的各个器官（肾、输尿管、膀胱和尿道），也可来自前列腺、精囊腺等生殖器官，而大量血尿多来源于肾，其次是膀胱。对于尿血的原因，根据病史、临床表现和医学影像学检查，一般都会得到比较确定的信息（比如说患者不久前接受过内镜下肾脏取石，基本上肯定就是肾的创伤出血），不像便血的定位、定因诊断那么难。另一方面，尿血基本上都是动脉性出血，不太需要考虑静脉性因素。因此，相对于便血来说，大量尿血的处理方案比较容易确定。

对于大量尿血，内科保守治疗常常疗效欠佳，而外科手术或因难以耐受创伤，或因出血位置不明难以确定术式，或因开刀后也缺乏有效处理手段的，就应该当机立断选择介入诊疗手段了。

介入的一般做法，是经股动脉穿刺，插管进行肾动脉造影，找出是哪一支或哪几支动脉血管出血，然后即可对这些分支血管进行栓塞，疗效是有保证的。介入诊疗的好处是能最大限度地保护肾脏，从而免除迫不得已切除创伤肾所带来的巨大损失。

值得注意的是，肾动脉的发育变异并不少见，一侧肾有可能有 2 ~ 3 支肾动脉。所以在肾动脉造影前，先进行主动脉造影就显得有必要，从而不至于漏栓那些出血的责任血管。如果介入诊疗前考虑出血来源于膀胱（如由膀胱癌引起），双侧髂内动脉造影必不可少；之后再根据造影结果对膀胱上动脉等可能的责任血管进行栓塞。

顺便提一下：对于阴道流血的介入诊疗处理，与处理膀胱出血类似，通过对髂内动脉、子宫动脉等造影，就能够发现出血的责任血管，立即予以栓塞的效果也是肯定的。

开刀术后腹腔内出血，非得再次开刀吗

年届花甲的夏先生，两天前刚刚做过胰十二指肠手术，术后状态恢复不佳，今天一早更是出现血压不稳，血红蛋白指标进行性下降，腹腔穿刺抽到不凝血液，主管医生高度怀疑是术后出现了迟发性的腹腔内出血，出血程度达到重度标准。

怎么办？在紧急的全科讨论会上，主管医生认为，胰十二指肠手术后出现腹腔出血相对常见，按夏先生目前的病情，使用药物止血不可能见效，立即进行手术探查，找到出血的位置，进行缝扎止血，才是可取的方案。然而，更多的医生却认为，由于患者手术创面大，术区情况复杂，再次开刀进去探查并不见得能够快速查明是哪一支血管出血，也许要花费大量的时间来反复寻找；而目前患者全身状态很不好，可能难以耐受如此复杂的手术探查。虽然患者必须立即进行处理，但却并非

只有外科开腹探查一种手段。最后科主任拍板：请求介入科协助处理是首选方案，假如介入治疗无效，外科探查作为应急预案做好准备。

介入科快速响应，急诊介入随即展开。在维持生命体征平稳的同时，立即经股动脉穿刺插管，几分钟内就完成了腹主动脉造影，但却没有发现出血的责任血管。怎么回事呢？我认为，根据胰十二指肠手术史推测，出血的责任血管应该来自腹腔动脉分支，而腹主动脉造影由于肠气干扰、影像重叠，暂时看不到清晰影像也不奇怪。于是，换入选择性导管进行腹腔动脉造影，直接出血征象得以显现：胃十二指肠动脉显示不到1cm，其呈截断状的残端正在涌出对比剂呢！而其他的血管分支没有看到出血征象。

一直在场“观战”的主管医生认为，胃十二指肠动脉在术中已经切断缝扎，目前这个出血应该就是残端血管夹出现了松脱所致。

诊断明确了，处理也费思量。目前已经找到了出血部位，交外科开腹再次缝扎是可选方案，因为外科医生已经用不着费太多心思到处寻找了，能够节约不少时间，但还是存在转运过程长，手术分离的时间及创伤始终无法避免等问题。那么，能否直接栓塞呢？虽然一般是可以的，但出血处只是血管残端，栓塞物难以存留；想要栓塞稳妥，就必须将肝总动脉一并栓塞才行，但这样一来，患者的肝功能势必受到不利的影响，术后恢复也将出现困难。所以，我提出了植入覆膜支架的方案，得到家属和主管医生同意后，立即实施，很快完成。这个方案起到一举两得的作用：支架维持了肝总动脉的通畅，而覆膜起到了隔绝胃十二指肠动脉残端的作用。

后续的血管造影复查，证实植入覆膜支架的方案得到完美实施，出血征象消失了，患者的血压得到稳定，最后顺利康复出院（图 4–7）。由此可见，开刀术后腹腔内出血，不一定非要再次开大刀；多学科协作，善用介入诊疗手段，完全可以事半功倍。

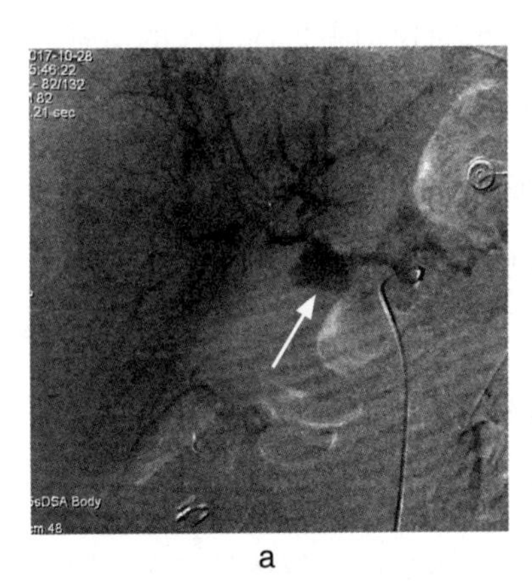

a

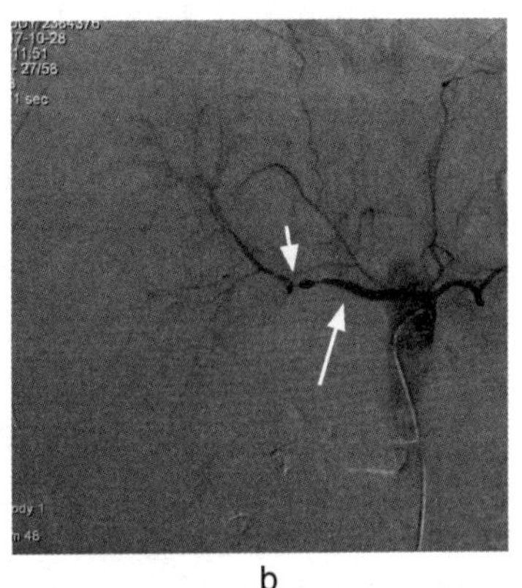

b

图 4–7　术后腹腔出血介入治疗

a. 腹腔动脉造影提示胃十二指肠动脉残端出血，对比剂外渗明显（箭）；b. 肝总动脉内植入覆膜支架完整封闭渗血区域（长箭），肝固有动脉虽有痉挛现象（短箭），但血供得以保留。

第五章

致命胸痛，介入有望起死回生吗

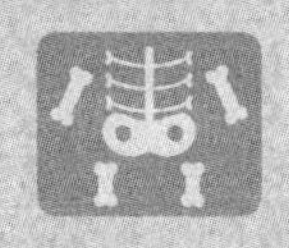

不知道你有没有发现，现在有很多医院从大门口开始，沿途许多地方都会以非常醒目的方式标注“胸痛中心”，指明着准确的方位和路径。

这是为什么呢？因为，胸痛很可能致命，而沿着最直接的“绿色通道”，最快到达救治场所，是起死回生的关键一环。

胸部疼痛，真的会有致命风险吗

真的啊！这并不是吓你。在日常工作中，我会利用各种场合对网络上传播的一些误区进行辟谣，经常性地鼓励患者不要被疾病所吓倒。但是，假如有人走向另一极端，对胸痛的症状完全忽视，认为这个症状太常见，根本不值得重视，那也不是我的本意。我认为，保持对疾病信号的警惕，避免致命的危险，同样很有必要。

近期有一个“刷屏”的热点新闻，各位读者可能记忆犹新。大致是说一位事业成功的知名企业家，因胸痛不适去就医，但却在朋友圈中“吐槽”：“24 年第一次主动进医院，医院还是不去的好，去了就说我不住院就会猝死。老子钱还没花完，事还没做完，老天爷不收的！”因为有这样的心态，造成他非常排斥医生，认为医生吓唬人或者是“骗钱”，当天就签下了“拒绝住院”四个大字。然而仅仅过了五天，这位风云人物就丢了性命，下一条朋友圈内容竟然变成了最亲近的朋友所代发的“讣告”，实在令人扼腕叹息！

目前，大致有三种致命的疾病，常常是以胸痛为主要症状。这些存在高危风险的急性胸痛，很有可能就在患者的犹豫疏忽中造成难以收拾的严重后果。第一种是急性心肌梗死，第二种是主动脉夹层，还有一种是急性肺栓塞，这些严重危及患者生命的疾病，其引起患者死亡的风险与时俱增，必须争分夺秒地做到早呼救、早诊断、早治疗，否则后果非常严重，与“时间就是生命”的口号非常贴切。

除了上述三种主要的疾病之外，主动脉瘤、张力性气胸等也常常表现为急性胸痛，并且很有可能在短时间内造成患者的死亡事件发生。所以，胸痛中心的建立很有必要，了解胸痛发生后的应急救助方式，同样有必要。

出现胸痛，就表示患上致命性疾病吗

那也不是！可不能因走向另一极端而整天惴惴不安哟！

胸痛是一种常见症状，原因多种多样。比如胸壁组织的急性炎症、肺部炎症、肿瘤、外伤骨折、气胸、肋间神经痛、心肌炎，甚至消化系统的胃食管反流病等都可以表现出胸痛的症状。换句话说，所有的胸部结构、组织和器官，一旦发生病变，都有可能出现胸痛症状，而相邻器官组织甚至是全身性病变，也都有可能出现胸痛症状。

那么问题又来了，我们该以什么态度来对待胸痛呢？

我想，首先是不能对胸痛这个症状满不在乎，以为它太常见，就没有什么了不起。举例说，虽然有一些以胸痛为表现的疾病如炎症、肿瘤等，基本上不会在短期内致命，但如果疏忽大意，后果也可能难以承受。

其次，我们要关注胸痛的性质、程度和伴随的其他表现。比如心肌梗死常常是压榨性疼痛，仿佛有块石头堵在胸部，越往后发展，疼痛就会越剧烈，并且难以缓解；主动脉夹层导致的撕裂样胸痛常常表现为从上往下游走，从胸部到腹部再到大腿，并且这种疼痛往往很剧烈，病人常常无法耐受，并常伴大汗淋漓；而肺栓塞在带来胸痛的同时，常常伴有不明原因的低血压、呼吸困难、晕厥及休克，往往还有下肢肿胀、恶性肿瘤、骨科术后、长期卧床等病史。如果伴有这些病史和表现，很可能就是所谓的“高危胸痛”，应该立即呼叫120，尽快送到有接诊能力的医院进行抢救。

另一方面，假如患者出现胸痛程度很轻，能够用炎症感染、轻微挫伤等明确因素解释，或者经过专业医生检查评估排除危险因素，那就不必过于紧张，注意治疗原发病，或者好好休息就可以了，没有必要惶惶不可终日。

匪夷所思！血脉之都竟然会缺血

引起致命性胸痛的最常见疾病，应该首推冠心病。所谓冠心病，是冠状动脉粥样硬化性心脏病的简称，其引起胸痛的原因，就在于心脏缺乏足够的血氧供应。如果不及时有效处理，缺血缺氧持续加重，将直接导致患者的死亡。

有人不明白，说心脏内部都是血，全身的血氧供应都是靠心脏的搏动来推动血液向各个器官组织进行灌注，心脏堪称“血脉之都”，怎么自身还会缺血缺氧呢？而且竟然还会缺得这么严重？

学过一些生理知识的朋友都知道，心脏有四个腔，分别是左心室、右心室、左心房和右心房。没错，心脏的这些房室全部被血液所充盈，并循环往复在其中维持着流动；不过，这些房室的功能发挥，需要房室壁中的心肌细胞有规律性的收缩和舒张来保证，而心肌细胞的活动，需要耗费能量，同样需要血氧供应来补充。但是，需要向各位补充说明的是，心脏各房室腔内的血液并不能直接向心肌细胞供血供氧——典型的“鞭长莫及”。

事实上，心脏与其他器官一样，必须通过各级动脉分支直至毛细血管，才可以向心肌细胞供血供氧，为心脏供血供氧的动脉就是冠状动脉（图 5–1）。如果冠状动脉因为粥样硬化等原因而造成狭窄甚至是闭塞，尽管心脏房室腔中的血液一点也没有减少，但心肌细胞同样会出现缺血的症状。所以说，血脉之都也缺血，一点也不奇怪。

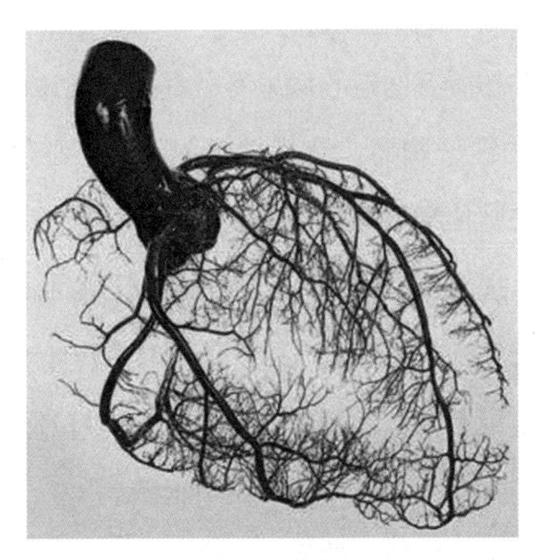

图 5–1　心脏冠状动脉解剖模式图

心脏缺血致胸痛，还有什么后果

前面说过，心脏缺血，通常是心脏的冠状动脉出现狭窄甚至是闭塞所造成的，也就是得了冠心病了。冠心病患者的常见症状就是胸痛，比较特征性的胸痛就是所谓的“心绞痛”，表现为阵发性的胸前区、胸骨后的“压榨性”疼痛，可放射至左上肢。心绞痛往往因劳累、情绪激动、饱食、受寒等因素而诱发，这是由于在这些情况下，心肌的耗氧量会增多，而狭窄的冠状动脉却无法满足这些增多的血液灌注所需。出现心绞痛时，经休息或服用硝酸甘油等扩张冠脉的药物常可缓解，属于可逆的状态。

但是，并非所有的冠心病患者，都可以通过休息或服用硝酸甘油等药物缓解胸痛、恢复健康。因此，必须提醒各位注意：当冠状动脉狭窄严重甚至闭塞，心绞痛样的胸痛转为持续状态，或者呈现进行性加重，那就提示部分心肌因严重而持久的缺血发生了坏死，这就进入了“心肌梗死”的状态。已经坏死的心肌是不可逆的，不可能死而复生，所以必须注意避免这样的状态发生。

那么，发生心肌梗死的病人，就一定会死吗？

当然不是！因为部分不代表整体。但是，要知道，量变必然导致质变，部分心肌的坏死有可能在短期内演变为患者死亡的结局。发生心肌梗死的病人，是否会死，要看心肌坏死的程度和范围。及时抢救，挽救尽可能多的心肌，就是努力的方向。所以说，少部分心肌的死亡，心脏的功能受损，但还可以代偿，不代表病人会死亡，而“大面积”心肌梗死则神仙难救！

如何缓解胸痛，让缺血心肌重现生机

先说个小故事：黄伯今年60多岁，平常喜欢喝点小酒，今天遇到老朋友就多喝了几杯。突然，他扔下酒杯，捂着胸口说很难受、压榨性痛。黄婶想到黄伯多次发过心绞痛，应该是老毛病又犯了，赶紧拿出硝酸甘油给黄伯含在舌下。谁知今天不同往常，黄伯的胸痛症状并没有缓解，反而还有加重趋势，他越来越紧张烦躁，说自己不行了！

好在一起喝酒的朋友们还没有醉倒，在黄婶手足无措之际，赶紧呼叫了120！接诊医生立即遵循“胸痛中心”快速流程，根据黄伯的表现做出了初步判断，并经急诊心电图和心肌酶学化验做出了“心肌梗死”的诊断，并告诉黄婶说，这是心肌严重缺血，已经有部分心肌坏死，必须组织抢救！

要缓解心肌缺血坏死所引起的胸痛，不能靠止痛药，而是应该将那些因缺血而濒死的心肌挽救过来，尽量缩小心肌死亡的范围，这才是关键。而要做到这一点，就必须立即恢复对心肌的供血，这样才能挽救患者的生命！“时间就是心肌，时间就是生命。”值得强调一下：在这样的急迫时刻，千万千万不要再辗转去找医院的熟人朋友了，立即打120急救电话才是正解！

由于启动了“绿色通道”流程，一路绿灯，多方联动，黄伯马上被送到介入室去接受急诊的介入手术。医生迅速将细小导管经其手腕处的桡动脉（也就是我们摸脉的地方）穿刺入路，在电视透视监视下插入到冠状动脉，造影发现有一条重要血管闭塞了！诊断血管问题，插管造影才是“金标准”，这下诊断完全得到了证实！

诊断明确后，医生迅速插管到这条血管分支，抽出血栓，让那些“半死不活”的心肌有了血供，患者的监测指标马上就有了改善。不过，造影复查发现血管局部仍然存在明显的斑块和狭窄，这也是导致心肌缺血和血栓形成的诱因（图 5–2）。于是，医生又为黄伯植入了冠状动脉支架，再次造影显示血管已经完全开通，这又为防止短期内再次缺血提供了保障。

这次介入治疗，不但完全缓解了黄伯的胸痛症状，而且使他完全恢复到正常的生活状态，连上楼梯都感觉有劲多了。

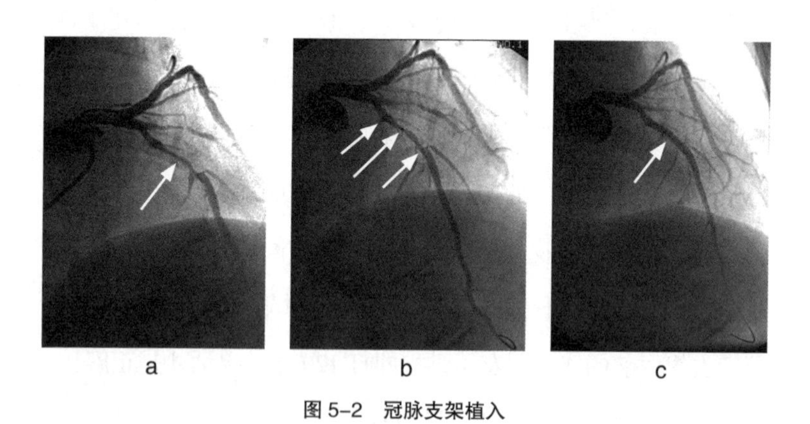

图 5–2　冠脉支架植入

a. 冠脉造影示前降支存在节段性狭窄（白箭）；b. 支架植入定位（白箭）；c. 造影复查示血管恢复通畅。

年轻人也有可能因胸痛而丧命吗

小马才26岁，很是帅气，又长得“人高马大、健壮如牛”，很受朋友们喜欢。小马的业余爱好是足球，一有空闲，就喜欢在绿茵场上驰骋。

然而有一天，他刚上场不久，还未与对方球员发生正面冲撞，就突然栽倒在地！队友们围了上来，发现他早已大汗淋漓，痛苦地叫着：“痛死我了！好像是在撕裂我的胸膛！”

年轻小伙子，平常身体棒棒的，却突然出现如此剧烈的胸痛，不太可能是心肌梗死吧？那又到底是什么原因引起的呢？

这样的突发状况，的确令人摸不着头脑，不要说普通人不清楚，连场上的队医也陷入了困顿。手忙脚乱地对小马进行的紧急救护起不到任何作用，只得打120电话将其紧急送往医院。经过急诊的CT增强扫描检查，小马胸痛的原因很快得到明确，那就是“主动脉夹层”！

千万不要小看这个主动脉夹层啊！他引起的胸痛往往突如其来，而且呈现非常剧烈的胸背部撕裂样疼痛感，严重时可以出现心衰、晕厥甚至突然死亡。据报道，48小时内的病死率高达50%，1周内的病死率在60%~70%，也有3个月内病死率高达90%以上的报道，不少人还没有等到送入医院就死亡了。这样的事例，在年轻力壮的体育健将中屡屡发生，更令人印象深刻。比如，与郎平同时代的美国排球巨星海曼、我国优秀的排球运动员朱刚、喀麦隆的足球中场猛将维维安·福和年仅 20 岁的青岛海牛队球员曹春鹏等都是因为这种病猝死在赛场！

好在小马发病后送医比较及时，到医院后，医生们诊断快捷，治疗方案恰当，及时做了介入手术，让小马的生命安全得到了保障。每当回想起发病时的突发状况，小马及其亲友们一直都还心有余悸，庆幸他总算平安地度过了一次“鬼门关”。

其实主动脉夹层并不仅仅发生于年轻的体育界人士，其他年龄段的各界人士同样可能发生。比如，著名的科学巨人爱因斯坦、李四光等也是被主动脉夹层夺去了生命！

主动脉夹层为什么会危及生命

学过医学知识或学过生理卫生知识的朋友们应该知道，主动脉是体内最大的动脉，向全身供血的其他动脉血管全部都是它的“子子孙孙”（各级分支）。主动脉与身体内的其他器官一样，也会“生病”，其中最为凶险的就是主动脉夹层，有“夺命杀手”之称。

主动脉从心脏的左心室发出，由内膜、中膜、外膜好几层组织构成的主动脉壁，在正常情况下是很强韧的，足够承受来自心脏跳动的压力和巨大的血流冲击。但部分人的主动脉内膜由于先天缺陷或后天病变而变得薄弱，承受不住强大的血流冲击，就会被撕裂，血液从破裂处进入动脉壁内，又引起进一步的撕裂，范围不断扩展，从而在主动脉壁内形成真、假两个腔隙。这样的病理状态，就是“主动脉夹层”，以前也常被称为“主动脉夹层动脉瘤”。

主动脉夹层的所谓“真腔”就是能向各级分支供血的原有血管腔，而“假腔”就是血管壁内含血的夹层。

主动脉夹层为什么会危及生命？为什么好好的“运动健将”都会因此而突然死亡呢？这是由于主动脉夹层的假腔是无效腔隙，随着夹层的进展，假腔扩大、压力增加，会对真腔产生越来越严重的压迫，血流量进行性降低，组织器官的供血亦将出现严重的困难，导致脏器缺血而引起相应的症状（如肠缺血引起肠绞痛，肾缺血引起肾功能不全，心肌缺血引起心肌梗死和心功能不全等），如果不及时进行救治，这些患者最终几乎都难免死亡！

还有一种情况，就是随着夹层的进展，假腔越来越大，压力越来越高，有可能引起血管全层的破裂。如果出现夹层破裂这样的情况，患者几乎都是无法救治，将很快死亡。

介入治疗主动脉夹层真能起死回生吗

还真能！

目前，一旦发现主动脉夹层，第一时间想到的关键治疗方案，就是推荐微创介入治疗。假如还想不到这个治疗方案，那就说明知识还停留在多年之前呢！

为什么要这么说？因为，时代在发展，医学在进步，面对如此危及生命的疾病，医生们仅仅需要穿刺血管、用不着开刀就能完成如此重大的手术，算得上是医学研究的重大进展，怎么能够不了解和重视呢？

现如今，针对主动脉夹层的介入手术是覆膜支架植入术，就是在电视透视引导下，通过股动脉等途径穿刺（有时需要多条穿刺途径共同配合完成），将覆盖有高分子聚合物薄膜的合金支架植入到被撕裂的主动脉腔内。它的原理是：利用支架所带的膜将破裂口覆盖起来，让动脉血不再能够进入夹层内，这就有效地制止了主动脉壁撕裂的恶性循环；同时，支架强化了主动脉壁，使其不再容易破裂；支架的支撑又扩大了被压迫的真腔，从而可以恢复正常的血流，改善组织器官的血液供应（图 5–3）。

上一节说到的小马，就是因为及时做了介入手术，做了这样的覆膜支架植入术，从而起死回生的！不过，应该指出，由于治疗主动脉夹层的介入器材相对较粗，价格也较昂贵，病变的性质又凶险而复杂，介入操作的难度和风险也高，必须要由有经验的资深医生来具体实施，绝不可以贸然而为。

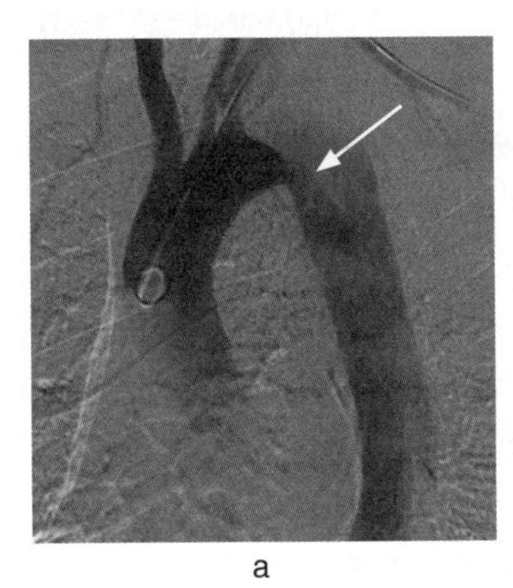
a

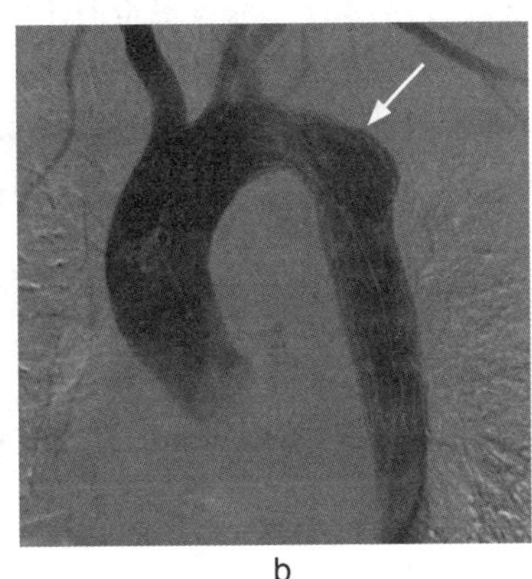
b

图 5–3 主动脉夹层介入诊疗

a.DSA 显示主动脉夹层破裂处（箭），血流通过破裂口进入假腔，真假腔密度不一；b. 支架植入术后复查示破裂口封闭，血管形态恢复（箭）。

我常常讲，介入与内科药物治疗、外科手术治疗并不是“排他”的冲突关系，而是可以良好互补的协作关系。在面对主动脉夹层的时候，单纯依赖介入治疗，同样是不全面的。比如，即便我们将介入治疗当作关键的治疗手段，但仍并不能忽视基础性治疗，那就是应该尽量维持血压等生命体征的稳定，并适当镇静、镇痛，这些都有赖于内科药物治疗；而有些病例，可能需要血管外科与介入科协同进行“杂交手术”，将开刀的血管修补、人工血管更换与腔内的微创介入支架植入术相结合，才能妥善解决患者的复杂情况。

我还想再次强调，如果您发现有人出现胸背部撕裂样疼痛伴大汗淋漓时，不要寄希望于安抚、拍背就能解决问题，而是应该立即呼叫120，以迅速展开有效的急救，吸氧、镇静、止痛、控制血压，及时转运至有条件的医疗机构进行救治，才有可能“起死回生”。

什么是经济舱综合征？有什么危险

“经济舱综合征”并不是一个严谨的医学术语，不会出现在正规医院的住院病历上。它只算一个俗称，而定义的缘由，与飞机上的经济舱关系极大。有个小故事，说的是2000年10月，有位平素健康的年轻女性，从澳大利亚飞往伦敦，但一到目的地就昏倒了，抢救2个多小时还是不治身亡。当时对患者的死因不太了解，只是推测与患者在经济舱中20多个小时的长途旅行有关，于是就将其命名为“经济舱综合征”了。

如今，经济舱综合征的病因、机理都已经很清楚了。那就是因为，经济舱空间狭小，乘客的双腿活动受到很大限制，下肢静脉回流不畅就形成了血栓，时间一长，血栓范围和程度逐渐加重。飞机到达目的地后，乘客突然起立活动，静脉血栓脱落，随着血液回流到心脏继而到肺，引起肺动脉栓塞，这就是患者突然发病、死亡的原因。

所以说，经济舱综合征其实就是下肢深静脉血栓形成（DVT），并继而引起肺栓塞（PE）。DVT 与 PE 已被认为是同一疾病的不同阶段，目前常将其统称为静脉血栓栓塞症（VTE）。

肺栓塞，实际上是肺动脉栓塞，指的是有外来的栓子将肺动脉堵塞住了，肺动脉的血流就不能自由流动，血气交换就没有办法进行。如果被堵塞的肺动脉是它的主干或重要分支，又或者是广泛的小分支被堵塞，那是会危及生命的。这些外来的栓子，可以是空气、羊水等，但最常见的就是来源于下肢或盆腔静脉内的血栓。

所以说，经济舱综合征是有可能致命的。虽然不是每位患者都会致命，但假如造成肺动脉高压、肺心病等并发症，对患者的健康和生活质量也会产生不小的危害。

令人窒息的肺栓塞，如何组织救治

医生快速诊查后，立即进行 CT 增强扫描，是肺栓塞最快捷而又最有效的确诊措施。在病情相对不那么急迫时，加做下肢静脉彩超检查，对明确肺栓塞的来源有重要意义。另外，血液检验如凝血指标、D 二聚体检测等对诊断也有很大帮助。

出现明显憋闷、呼吸困难的肺栓塞往往是因为肺动脉内的栓子比较大，堵住了肺动脉主干或主要分支，必须立即处理。内科药物溶栓很可能来不及，而外科切开取栓难度太大，风险和代价实在太大，成功的希望也不大。怎么办？马上请介入医生来做介入！

介入医生无须开刀，只用纤细的针穿刺股静脉或颈内静脉，将导管等器材插到肺动脉内进行吸栓、碎栓和局部接触式溶栓处理，就能让被血栓堵塞的肺动脉重新开通（图 5-4）。这种介入疗法既快速，又可靠。

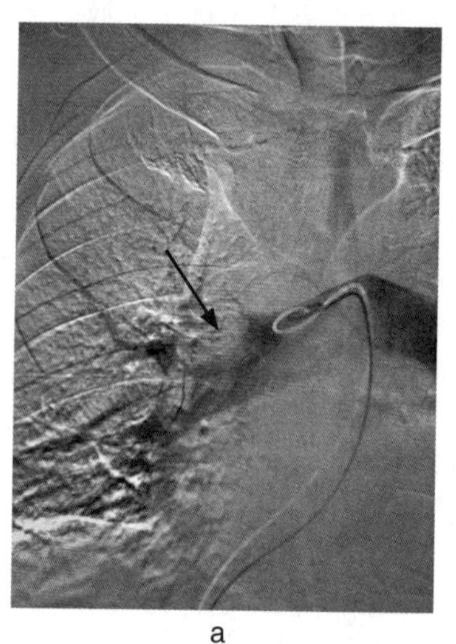

a

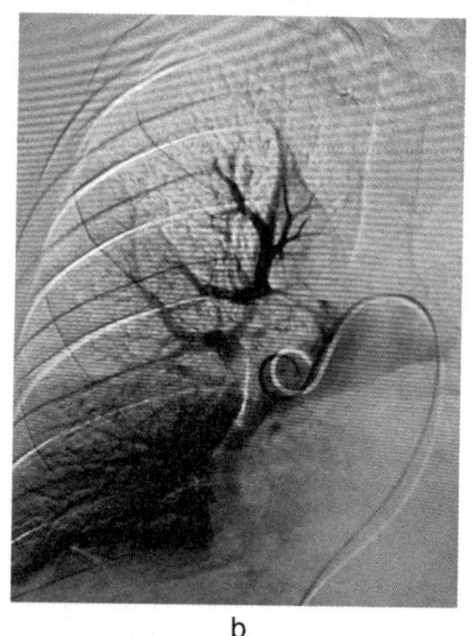

b

图 5-5　肺栓塞介入治疗

a. 肺动脉造影示右肺动脉主干栓塞（箭），各分支均不显影；b. 局部血栓溶通后复查可见多数树枝状的肺动脉分支显影。

根据病人的不同情况，介入医生还有一些选项可用。比如，在清除肺动脉血栓之前，可为患者植入下腔静脉滤器，拦阻下肢静脉内的其他血栓流入肺动脉，以免增加肺动脉内的血栓负荷；而在处理完肺动脉内的栓子后，还可进一步处理下肢深静脉内的血栓，以减轻或消除患者的下肢肿胀症状，并预防新的肺栓塞。

介入溶通肺动脉栓塞及植入腔静脉滤器，都是微创操作，用不着开胸开腹，更不必打开心脏和肺。当然，由于介入器械会经心入肺，路途有些特殊，要注意避免诱发心律失常等问题，病人本身的情况又比较严重，处于抢救状态，操作细节需要小心，千万不能大意啊！

值得强调的是，有效预防下肢深静脉血栓形成是防止肺栓塞最根本的办法。如防止久坐久卧，因病需较长时间住院时，要注意应用规范的抗凝、防血栓气压泵治疗等预防血栓形成。开刀手术（特别是骨科、妇科大手术）前，最好做一次下肢静脉彩超或下肢静脉造影检查，以排除静脉血栓。否则，手术当中难以避免的对下肢的搬动和挤压，就是促使下肢深静脉血栓脱落形成肺栓塞的关键因素。

开刀手术前，如果发现下肢或盆腔静脉内有明显血栓，就不要贸然开刀，而应先行血栓处理。如预计单纯抗凝治疗效果不佳，或时间太长，有过高的出血风险，还是应请介入医生植入下腔静脉滤器，为后续的手术保驾护航。

濒死的胸痛体验，介入过后尽开颜

2019 年元月的某一天，凌晨四点多钟，急诊室来电将我从睡梦中惊醒："一位病情严重的患者，需要你这位'介入大佬'亲自去看看才行。"病人有需要，医生自然不能推辞，何况生死攸关，必须第一时间到位呀！

第一眼看到患者，虽然其鼻中的氧气管正在源源不断地输送着氧气，但监测的血氧分压仍很不理想，患者的眼中满是惊恐和渴望（他后来说是憋闷得不行，感觉自己就快要死了，所以非常恐惧）。原来，患者是从外院转来的，因为下肢受了一点小伤，以为没有什么事，但随后下肢却肿了，以为只是受伤造成的小事，却想不到随后竟出现了胸闷现象，并不断加重，感觉透不过气来。当地医院觉得棘手，赶紧让转送到我们医院来。

训练有素的急诊医生，在有效维持生命体征稳定的同时，已经紧急做了血管彩超和胸部增强 CT 等检查，下肢静脉血栓形成并发肺动脉栓塞的诊断已经明确。怎么办？请介入医生吧！

在与急诊医生电话沟通的过程中，诊断和治疗方案就已经初步成形。所以，我一边赶去急诊室，一边紧急调集医、技、护人员组成急救介入团队。我亲自登台，无须开刀，只用纤细的穿刺针和导管等器材就完成了介入操作。第一步：为患者植入了下腔静脉滤器，保障下肢静脉内的血栓不再增加肺动脉内的血栓负荷；第二步：插管到肺动脉内进行吸栓、碎栓和局部接触式溶栓处理，让被血栓堵塞的肺动脉重新开通（参见图 5-4）；第三步：处理下肢深静脉内的血栓，力争让患者肿胀的下肢恢复正常。

前两步可算是争分夺秒，后一步则逐步进行。等到肺动脉重新开通，患者的脸上已经露出了笑容，主动对我说："感觉畅快多了！"

而对于我来说，尽管做完介入，已经临近早上上班时间，后续的工作安排又不容我有休息的时间，疲劳感确实存在，但是，想到溶通了患者肺动脉内的血栓栓塞，将患者从濒死感中解脱出来，心情也是觉得特别畅快。

生死就在一念间，肺栓塞很少见吗

黄婶的爱好是打麻将。这一天，黄婶的心情与手气一样好，与姐妹们"搓"到日落西山后，才在黄伯的电话催促下站起身来。黄婶嘀咕着："怎么时间过得这么快？不知不觉都大半天了？哎呀，腿都坐肿了？”想着老头子还在家等着吃晚饭，黄婶揉了揉腿后，就赶着回家。

哪知道，还没有走出多少步，黄婶就觉得胸闷、胸痛，呼吸不畅顺：“哎呀不好！难道是心肌梗死？但是我从来就没有发过心绞痛呀！”好在姐妹们还没有走远，听到呼叫，大家赶紧把黄婶送到医院。医生根据其症状和体征，开了“彩超”和CT 检查单，很快，诊断出来了，是下肢深静脉血栓形成并发了肺动脉栓塞！

前一节，我已经说过类似问题，只是诱因不同而已。其实肺栓塞真的不少见，引起猝死的例子非常多。是否有警惕性，是否救治及时，往往事关生死存亡。

黄婶并没有受伤史，就是因为坐得太久，与前述的经济舱综合征大同小异。久坐不动，导致下肢血流淤积，出现了血栓。本来，腿肿了，知道是血栓形成，及时植入下腔静脉滤器并抗凝溶栓，是能够有效预防肺栓塞的。但是，黄婶突然起身活动，挤压了血栓造成其脱落，血栓块被血流冲到肺动脉里面去了，肺栓塞已经形成，症状还不轻，怎么办呢？还得再请介入医生来！

黄婶在接受吸氧、镇静等处理后，立即被送往介入室。介入医生将导管插到黄婶的肺动脉，造影证实后，立即对阻塞肺动脉的血栓块进行了破碎和抽吸，又直接在残留的血栓里面注入了溶栓药物（图 5–5）。很快，黄婶的监测指标和自我症状就得到明显好转。

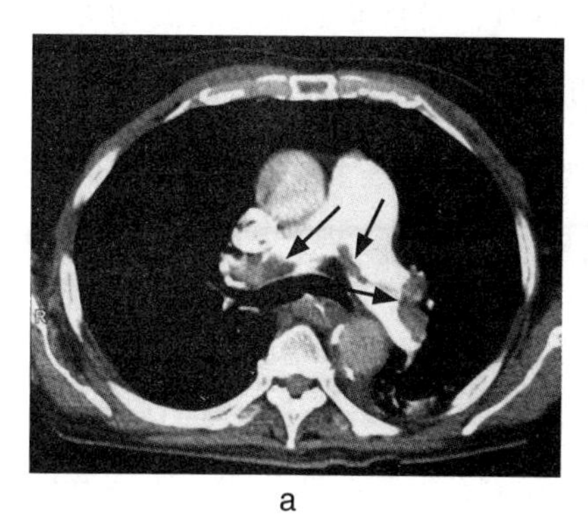
a

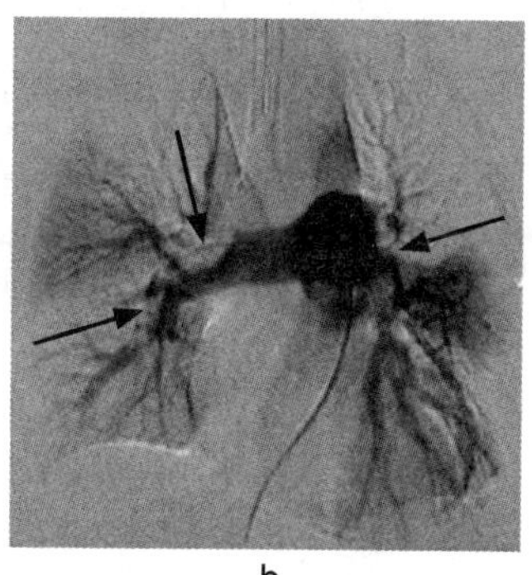
b

图 5–5　肺栓塞

a.CT 图像，可见肺动脉内血栓（箭）；b.DSA 图像，肺动脉多处充盈缺损（长箭）。

由于黄婶的下肢静脉里还有比较多的血栓，为防止其再形成复发的肺栓塞，医生又为其植入了下腔静脉滤器，并对下肢深静脉内的血栓也进行了必要的处理。就这样，黄婶的生命得以保障，健康也得到恢复。

近年来发现的肺栓塞病例很多，诱发因素多样，与生活方式不健康关系很大呢！提醒各位：千万不要坐在麻将台、电脑台前“生根”了！适当的活动很有必要。否则的话，前半天你还活蹦乱跳，后半天你可能呼吸不能！而假如你还以为自己年轻力壮，拒绝紧急就医，还有可能失去宝贵的生命！

挺进血脉之都，介入还能做什么

心脏是循环系统的首要器官，是推动血液运行的动力来源，可以说是生命的发动机。它一刻不停、有规律性地跳动着，成为生命存在的重要标志。大脑虽然重要，但还能在睡眠中得到休养生息，而心脏却是终生劳顿，无休无止，真正称得上劳苦功高。

正因为劳累，心脏也易受病魔侵扰。除了前述的冠心病，还有“风心病”“先心病”“高心病”“肺心病”等。医学发展到现在，用于心脏病的药物已有几大类，在心脏上面做外科手术也早就不是禁区。然而，由于介入诊疗技术的发展，心脏病的诊疗方案也在发生深刻变化，介入诊疗的作用日益增强，地位日益提升。

例如，采用介入插管行左心造影、右心造影并进行压力测定，能准确诊断房间隔缺损、室间隔缺损、肺动脉狭窄、法洛四联症、大动脉转位等先天性心脏病，成为确定心脏手术方案最有价值的评价手段。介入心脏瓣膜扩张成形术、冠状动脉狭窄扩张成形术、未闭动脉导管栓塞术等已在很大程度上替代了外科瓣膜分离术、冠脉搭桥术和动脉导管结扎术。冠脉粥样斑块旋切术、冠脉支架植入术已成为介入治疗冠心病的常用手段。通过皮下埋植永久性起搏器治疗顽固性慢速型心律失常，实施心脏射频消融等介入技术治疗顽固性快速型心律失常，都已经成为经典甚至是首选治疗方案。

近年来，介入性的左心耳封堵术越来越受到推崇。研究数据表明：房颤病人中，九成以上的血栓事件都与左心耳息息相关，而房颤又是最常见的持续性心律失常。因此，左心耳封堵术能有效减少病人的病死率、致残率，同时减少出血的发生，已经成为目前全球预防房颤病人卒中的治疗新趋势。

所以说，多多关注迅猛发展、朝气蓬勃的介入诊疗技术，将为更多的患者带来实实在在的受益。

第六章

拆弹救脑，介入手段渐成主流

脑的重要性不言而喻。坚硬的头颅骨从四面八方紧紧包围着脑部，与首脑机关总是被紧密保护是同样的道理。

然而，密不透风的封闭式保护，虽然有效地防护了外来侵害，但如果内部出现“叛逆”，却也让外部的“勤王之师”难以有效驰援，从而有可能造成严重的后果。

华佗死于曹操手，曹操死因又为何

《三国演义》的故事千古流传，华佗和曹操至今仍然家喻户晓。现如今，要是有人形容某位医生是“再世华佗”，那一定是患方对医生充满信任和感激，对其医术有高度的认同；而受到点赞的医生心中肯定也是充满了自豪，成就感满满的。

可是，华佗这么一位老百姓心里的“医神”，竟然是被曹操这么一位盖世枭雄所杀害！更何况，曹操与华佗都是各自领域的巅峰人物，两人都是沛国谯县（今安徽亳州）人。俗话说，老乡见老乡，两眼泪汪汪。本应该相互帮助扶持的老乡却未得善终，实在令人难以接受！

曹操一生征战，多有劳累，于是落下了“头风病”。发作时头痛欲裂，痛苦不堪，身边御医束手无策。知道“老乡”医术高明，所以礼请华佗为其治病。华佗是名不虚传的医中圣手，一针刺入膈俞穴，曹操的头痛立马缓解。然而，华佗说，针刺仍是治标，要想治本断根，必须先饮麻沸散，再用利斧砍开脑袋，取出“风涎”方能痊愈。

脑为元神之府。众所周知，大脑是人的神经中枢。若没有大脑，人是无法生存的。虽然曹操也知道，华佗不是一般人，但当他亮出“绝活”，想要麻醉自己，再拿利斧劈开自己的脑袋，这哪里是什么治病的手段，分明就是“刁民想害朕”嘛！

于是，曹操先下手为强，一怒之下先将华佗下狱，而后华佗死于狱中。不过，曹操的脑袋虽然保下来了，宝贵的生命却没有被保下来。不久之后，曹操也追随华佗而去了阴间。

那么，曹操的“风涎”到底是指什么？由于没有客观依据，今天的人们是无法知晓了。

脑袋里面的病灶非得取出来吗

脑袋里有病变，到底能否开颅来解决？

在当今，开颅手术依然是高难手术。当然，脑内手术早已不是禁区。脑外科医生掌握着比利斧精密得多的手术器械，可以和缓地层层深入，大脑可以得到最大程度的保护。但无论如何，再和缓的切、锯动作也难免造成损伤。

那么，能否完全避免开刀动锯的损伤，而把脑内的病变解决掉呢？答案是有可能，介入诊疗就是能深入“元神之府”而不用开刀的现代诊疗手段。

所以，我常常在想：假如华佗当时有介入诊疗手段，华佗是不是就能够在曹操清醒的状态下，将他的“风涎”展示给他看，然后还可以“兵不血刃”地将“风涎”就地灭活了？那么，曹操的脑袋和生命得以保全，华佗的性命自然无忧，又有多少平民百姓可以继续享受到医中圣手的医疗服务，从而获得良好的生存啊！

介入诊疗在脑袋里面能有哪些作为

要清理危及首脑安全的内奸，大部队“勤王”虽然声势浩大，但却可能刺激内奸铤而走险，提前要了首脑的命；而派出心腹的大内高手“探囊取物”，是更加可取的方案。

在颅脑领域，开颅手术相当于启动勤王之师，别说汉魏时代，就算在当下都是一项风险极高的工作。而介入诊疗在颅脑部位的应用，大致相当于派出大内高手，却可以施展精细的巧妙手段。

最简单的介入诊疗操作，要算介入性的脑血管造影。通过选择性插管，对颅内不同血管分别进行造影检查，从而清晰显示血管的走行和形态，明确有无血管的狭窄、闭塞、畸形、异常扩张或异常引流，是诊断颅内血管性疾病的“金标准”。

其次，血管栓塞术在神经介入放射学领域有广泛的应用。如使用短效栓塞剂在开颅手术前暂时性栓塞颅内肿瘤的供血血管，能有效减轻术中出血，并能使瘤体因缺血而缩小，有利于切除。外伤性的出血也可暂时性地阻断血流，既能达到迅速控制出血的目的，又不至于影响到组织器官的远期血供。对暂时难以手术切除的恶性肿瘤，栓塞治疗也可作为姑息治疗的手段，并有可能为将来的手术处理创造机会。对头颅内的血管性病变如动脉瘤、动静脉畸形、动静脉瘘等，血管栓塞治疗已成为目前首选的治疗方法。

血管成形术在神经介入放射学领域也有良好的应用。例如，对于因动脉粥样硬化、大动脉炎以及动脉肌层增生等原因引起的头颈部动脉狭窄，可以通过插入球囊导管进行狭窄处的扩张成形，能有效地改善大脑的血液供应，防止脑梗死的发生。近年来，颈动脉内支架也得到了较广泛的应用，取得了良好的疗效，对于预防脑缺血、防止脑梗死具有积极的意义。

血管内的药物灌注术在神经介入放射学领域中也有用武之地。如供应大脑的动脉血管因血栓形成或血栓栓塞而引起缺血性中风，争分夺秒地进行急诊的介入溶栓治疗，能有效地逆转病程，不致产生偏瘫等后遗症。

此外，对于颅内血肿、脓肿等病变，可以通过穿刺抽吸进行引流、减压，有可能使处于昏迷状态的患者迅速地“从噩梦中醒来”，避免了开颅手术所造成的创伤。

颅内动脉瘤为什么会有致命的风险

颅内动脉瘤，通常被称为“脑内不定时炸弹”，这就是针对它的危害和风险来说的，很形象，因为它一旦“炸了”（破裂），真的有可能出人命！

颅内动脉瘤，也跟身体其他部位的动脉瘤一样，并不是真正的肿瘤，而是动脉管壁在血流冲击下从其薄弱处向外鼓出去的一个包，其形成的机制类似于消化道内的憩室。这个“包包”在血流冲击下越来越大，瘤壁也会如气球一样越来越薄，如果不及时加固处理，最终难免破裂。

其实，任何一条动脉都有可能发生动脉瘤，而任何动脉瘤都存在突然破裂出血的风险。动脉瘤一旦“炸了”，动脉血就会汹涌而出。那为什么将颅内动脉瘤放在更为突出的位置，给予更多的关注呢？那当然是由于颅脑的特殊性所在。

发生在四肢外周的动脉瘤，如果破裂，往往很容易在危及生命之前就被发现，并通过局部压迫减少失血，并可以很快进行外科切开修补或介入腔内栓塞或隔绝等处理，一般都不至于导致生命危险。发生在胸腹部等处的内脏动脉瘤破裂，通过及时开腹、开胸手术或腔内介入处理，立即致命的可能性相对也不是特别大。而致命的主动脉瘤破裂，可因大量失血引起休克甚至死亡，也可因血肿压迫影响呼吸或出现其他症状，的确非常凶险，但往往会在破裂前因某些症状或体征被发现，很多的常规体检项目是包含这些部位的，被发现的机会多了，及时处理的机会也就多了，所以，真正发生破裂而致死的比例并不高。

而颅内动脉瘤则不同，它在破裂之前，很可能没有什么表现，日常体检又不会纳入常规项目，所以很不容易早期发现。而一旦破裂出血，因为颅骨的限制，失血量虽然有限，但却会使颅内压力迅速升高，脑组织受压、脑疝形成，将使患者很快陷入昏迷，危及生命。有的年轻人平素身体很好，运动中突然诉说头痛，等不及送到医院就陷入昏迷甚至猝死，最后证实就是颅内动脉瘤破裂了。

所以说，将颅内动脉瘤称之为“脑内不定时炸弹”，实至名归。而假如有机会发现了颅内动脉瘤，将其在“突然爆炸”之前及时“拆除”，就显得尤为重要了。

如何稳妥地拆除脑内的“不定时炸弹”

针对颅内动脉瘤这样的“脑内不定时炸弹”，传统的“拆弹”方法是开颅手术，夹闭动脉瘤，但手术无疑会使患者的头部外观以及神经功能完整性受到损害。在华佗看来，曹操的脑袋必须用斧子劈开来取风涎，没有其他替代方案。但在当今介入诊疗手段日益完善的情况下，便多了一种选择。

然而，颅内动脉瘤如果不及时处理，一旦破裂出血，血液流到蛛网膜下腔，病人就会出现剧烈头痛、呕吐、意识障碍、脑膜刺激征等，严重的可因急性颅内压增高而引发脑疝，导致呼吸骤停等严重并发症；也可能出现缺血性血管痉挛致脑梗死，病人肢体出现偏瘫，发生意识障碍，失语甚至死亡。所以，为了杜绝手术创伤和术后并发症，不积极处理，一味消极等待，显然也是不行的。

那怎么办？当然是采取介入诊疗手段，这在许多颅内动脉瘤的积极处理中，成为开颅手术的最佳替代方案，甚至已经超越开颅手术，成为首选的治疗方案。因为目前的微创介入方案，已经可以在圆满拆除“不定时炸弹”的同时，做到不留开颅疤痕，且不伤及大脑的正常功能。

怎么做呢？一般先经股动脉穿刺，分别插管行各支脑内动脉的选择性造影，进一步明确诊断，并评价颅内的侧支循环情况。然后，通过精细的操作，将动脉瘤栓塞掉，让其以后没有机会再破裂（图 6-1）。当然，对于不同形态、大小、位置的动脉瘤，可能会采取不同的方案，有的处理措施可能会相对繁杂。可不要小看这些精细操作，微创手术可不等于是小手术啊！

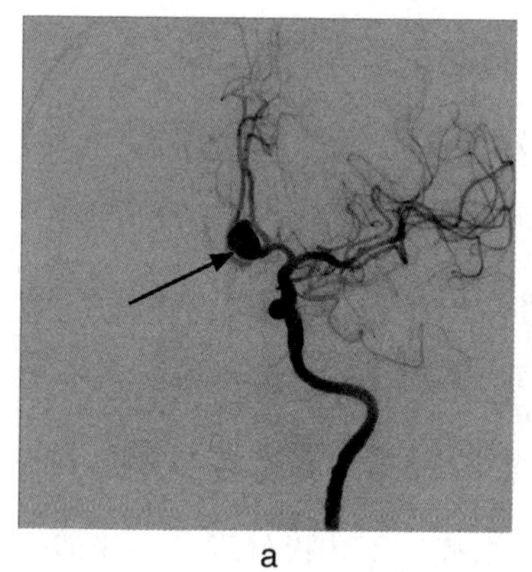

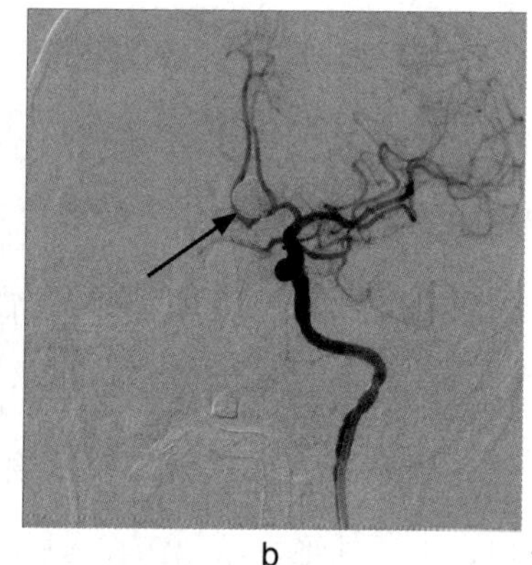

图 6-1　颅内动脉瘤栓塞术

a. 颈内动脉 DSA 显示颅内动脉瘤（黑箭）；b. 介入栓塞后复查，示动脉瘤已不显示（黑箭），而载瘤动脉保持通畅。

特别要强调的是，脑内的操作严禁粗暴，只能栓塞动脉瘤本身，而不能把“载瘤动脉”（也就是发生动脉瘤的那支动脉血管）及其他正常的血管栓塞了，否则会引起严重的医源性脑梗死。此外，对于已经发生破裂的动脉瘤，则必须争分夺秒，进行急诊介入抢救，从而为患者争取到生存的机会。

颅内动静脉畸形为什么要积极处理

我们知道，动脉和静脉都是血流通路，是全身血液循环的路径，在它们之间，则是广泛分布的毛细血管网。

举个形象的例子：动脉和静脉相当于双向的高速公路，虽然相邻，但行车方向相反，不能随意直接相通；各级血管分支就相当于各级公路，而毛细血管网才相当于物流所要到达的目的地。血流就像车流，运送营养物质，有着一定的线路规划和目的地，不能随便中途折返，这样才能保持商铺货品充足，人民安居乐业。

假如，有些货运司机打破线路规划，想抄近路早点下班，根本不管自己的货物有没有运送分配到目的地商铺，自行在中途就开了一条捷径小道，带着货物折返回程了。有了这样的先例，以后就有很多司机跟随，逐渐车流越来越大，商铺得不到货物供给，就一步一步关门倒闭；而货物流转陷于空转，系统的负担却反而加大了。

颅内动静脉畸形就如同这样的“抄近路”过程。脑组织得不到营养，就会出现功能不全。而且因为捷径小道上的血流越来越大，出“车祸”的可能性也越来越大。颅内血管出一次“车祸”的代价就是颅内出血并形成颅内血肿。我们说过，大脑被坚硬的颅骨所包围，功能精密且容积有限。所以，一旦颅内出血，特别是较大量的出血，势必会压迫脑组织，造成功能障碍，严重时会立即导致死亡。

正是因为上述原因，为了防止颅内动静脉畸形所诱发的颅内出血和血肿，也为了防止血流短路“折返”造成某些脑区供血不足和功能不全，积极处理颅内动静脉畸形，是非常有必要的。

介入治疗颅内动静脉畸形如何进行

目前，介入治疗已经逐渐成为颅内动静脉畸形的首选治疗手段。

具体做法是：通过大腿根部作股动脉穿刺，置入动脉鞘作为工作通道；然后在导丝辅助下，插入猪尾造影导管经髂动脉、腹主动脉、胸部降主动脉，直达主动脉弓部进行造影，了解向头颈部供血的那些大血管的走行和分布。这些算是介入治疗的前期准备工作。

然后，在前述血管造影图像指引下，利用 DSA 机的透视功能，将不到 2mm 的造影导管分别插到双侧颈内动脉、椎动脉等处，再行造影。最好是在配备有旋转造影和三维重建功能的 DSA 机的介入室内进行，以便将颅内动静脉畸形的全貌及其与周围血管的关系显示清楚。这些属于介入治疗前的介入诊断过程。

最后，当然要进入正题——介入治疗过程。经过前述的脑血管造影，在明确诊断的前提下，再经造影导管插入不到1mm的微导管，并在更细的微导丝辅助下，将微导管头端送达脑动静脉畸形的供血动脉内，造影证实非常接近畸形团后，即可通过微导管注入栓塞材料，将畸形血管团栓塞起来，就达成了治疗目的。

介入疗效的好坏，与栓塞材料的选择关系极大。真丝线段、栓塞微粒等仅能栓塞供血动脉及部分畸形团，有再通的可能，故目前常用聚合胶作为栓塞剂。聚合胶类栓塞剂属于液态栓塞材料，通过动脉端注射后，能比较好地弥散到整个畸形团内，接触血液后即可凝固，故能最大限度地栓塞畸形血管团，也不容易发生再通而影响疗效（图6-2）。

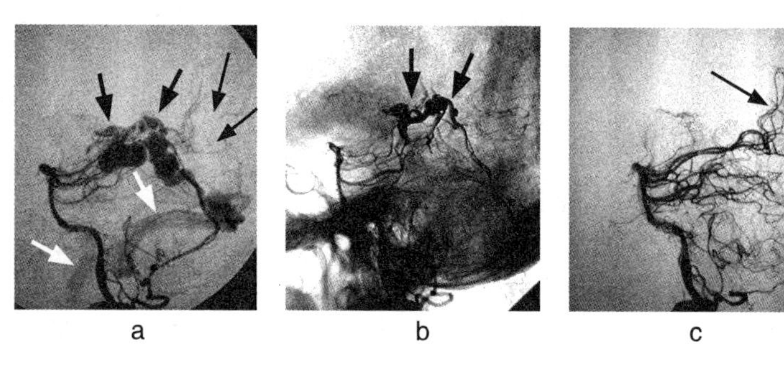

图6-2　颅内动脉静脉畸形介入治疗

a. 椎基底动脉示颅内后循环动静脉畸形（粗黑箭），静脉早显（粗白箭），末梢动脉分支显示不良（细箭）；b. 动静脉畸形组织胶栓塞过程中（粗黑箭）；c. 栓塞后DSA复查示畸形血管消失，末梢动脉分支显影良好（细箭）。

随着栓塞材料的进展和介入治疗技术的进步，目前，绝大多数的颅内动静脉畸形均可通过介入栓塞治疗，消除或最大程度地减少出血风险。结合立体定向放射治疗，即可获得治愈，部分患者甚至通过单纯的介入治疗，也就是仅仅通过血管内的栓塞治疗就能获得彻底治愈。

为什么颅内动静脉瘘的处理那么难

颅内动静脉瘘属于脑血管畸形疾病的一种，与动静脉畸形相关，却又有微妙的区别。它的本质是动脉与静脉之间建立了直接连接，中间没有畸形的血管团和毛细血管网。

打个比方，一块田地，既需要A管浇水灌溉，也需要B管回收田地里多余的水分，建立循环，既不能旱，也不能涝；田里的沟壑用于苗木灌溉，也能缓冲水压、回收多余的水分。其中A管能够承受很强的压力，靠强大的水压把水向远处输出；B管主要是靠吸力把水回收，承受水压的能力远小于A管。如果A管直接跟B管沟通，这就造成了“短路”，造成无效的循环，田地没有得到灌溉，就会“旱死”，过多的水不能回流，就会“涝死”，甚至水压太大，导致B管被冲破。同理，脑袋里面存在的动脉、静脉、毛细血管，就像上述的A管、B管、沟壑，如果脑内的动脉和静脉发生不正常的直接沟通——动静脉瘘，就会导致某些部位的脑组织因缺血而梗死，而另一部分脑组织，则可因局部灌注血压过大而诱发脑出血。

然而，在具体的病例当中，颅内动静脉瘘的情况往往非常复杂，并不是像上面的例子那样简单的“一对一”沟通，更常见的是“一对多”“多对一”“多对多”的复杂性动静脉瘘。患者的临床表现多样，可有搏动性耳鸣、血管杂音、头痛，可伴有各种各样的神经功能障碍。

因此，想要解决如此复杂的颅内动静脉瘘，就必须清晰明了每个具体患者的动静脉瘘的不同类型，制定周密的个体化诊疗方案。无论是采取开颅切除还是血管内介入治疗，都要做到不仅要消除动静脉瘘的危害，还要同时保证正常的血液循环，并要避免复发。所以说，颅内动静脉瘘非常难处理，是一种非常棘手的脑血管疾病。

脑袋里面会有哪些“不定时炸弹”

颅内血管疾病有个特点，出血前往往没有明显征兆，而患者一旦发病就是病危，甚至立马死亡。因此，这类疾病常常会被称为“不定时炸弹”。

能够被称为颅内“不定时炸弹”的疾病有哪些呢？我们不

妨来梳理一下。

1. 颅内动脉瘤　颅内动脉瘤虽然名字带有“瘤”字，但却并不是肿瘤，而是因为各种原因导致的动脉管壁薄弱，在血流冲击下逐渐突起呈现瘤样外观。打个比较形象的比方：颅内动脉瘤就像汽车内胎磨损后鼓起，一旦破裂就是“爆胎”，其后果很可能就是车毁人亡的大悲剧。前面的章节提到，颅内动脉瘤一旦破裂出血，将导致颅内压急剧增高，脑组织受损，致残甚至致死的风险很高（图 6–3）。因此，将其称为“颅内不定时炸弹”实至名归。

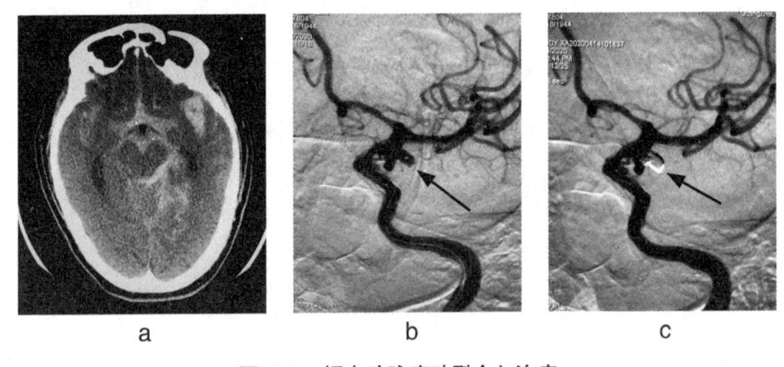

图 6–3　颅内动脉瘤破裂介入治疗

a. 突发头痛并陷入昏迷患者急诊 CT 示蛛网膜下腔出血（内部条片状白影）；b. 颈内动脉造影提示后交通动脉瘤（箭）；c. 栓塞后 DSA 复查示原动脉瘤影已被良好栓塞（箭）。

2. 颅内动静脉畸形　畸形血管团的血管壁是不完善的，高压的动脉血直接冲击这些不正常血管团，有可能使其出现自发破裂；在情绪激动或是运动状态下，血压升高，更加容易诱发出血。

3. 硬脑膜动静脉窦瘘　这种颅内血管疾病从机理上类似于颅内动静脉畸形，但部位有所不同。它是颅内硬膜窦与附近动静脉间建立的异常交通，最典型和最常见的例子是颈内动脉海绵窦瘘。大量动脉血直接流入硬膜窦导致压力过高，本来需要正常被引流的脑静脉则回流受阻，而且压力异常升高，脑组织里面的水出不去，就发生了脑水肿。颅腔本身容量有限，液体压力高了，就会压迫脑组织，造成损伤，产生各项机体功能障碍，并有致残致死可能。

4. 颅内海绵状血管瘤　颅内海绵状血管瘤属于静脉性畸形，血管团曲折复杂，瘤内血流速度缓慢，容易凝滞形成血栓，也可导致区域脑功能受损。

这些不同的疾病，有共性，也有个性。这些疾病一旦诱发出血等情况，很可能后果严重，因此应该做到提前预防。可喜的是，对于前述这些“颅内不定时炸弹”，提前介入干预，完全可能做到提前“拆弹”消除危害。在此提醒一下：假如发现经常头晕头痛，或有偶发一过性黑蒙等现象，都应该及时到医院检查，做个脑部增强 CT 或磁共振检查，以便及时发现病变，让医师有机会提前“拆弹”，而不是等着“炸弹”爆炸。

“脑梗”很常见，但也能做介入吗

当然能做介入！本书前面的章节中，我已经讲过心梗。心梗可以介入，脑梗只是部位换了，性质还是一样的。

“脑梗”即“脑梗死”，通常也称为“脑梗塞”或“缺血性中风”，绝大多数都是由于脑动脉硬化合并血栓形成，造成了血管狭窄和闭塞，脑细胞缺血、缺氧，继而变性坏死。少部分是因其他部位的血栓栓子脱落，再经血流而阻塞脑内血管，这种情况也称为“脑栓塞”。

脑梗的介入方法，既有诊断性的脑血管造影，也有治疗性的插管溶栓、取栓、血管成形及支架植入术。由于脑梗多有血栓因素，争取在发病后 6 小时内进行急诊溶栓治疗，就有可能逆转脑梗的进程，挽救缺血的脑组织。对于溶栓无效或可能引发出血的脑梗患者，介入取栓是一个很好的手段，近年来的一些专用器材如“取栓支架”的出现极大地提高了成功率，可以快速开通血管（参见图 1–5），避免大面积脑梗死危及生命、严重偏瘫或造成“植物人”状态。

有些老人不时出现头晕头痛、肢体麻木、记忆力减退、反应迟钝、言语不利、舌僵、轻度面瘫、偏侧肢体轻瘫等症状，而且可能反复出现。作 MRI 或 CT 检查，常会诊断为“腔梗”，即“腔隙性脑梗死”。腔梗是小范围脑梗死，脑动脉造影常会发现颈内动脉、大脑中动脉、椎基底动脉等有严重狭窄或闭塞。对于这些病人，及时采取球囊扩张成形及支架植入术，就能够很好地改善脑部缺血状态，避免大面积脑梗的发生。

静脉窦血栓有什么风险？如何化解

长痘痘，对于每个人来说，似乎都难免，只有程度的区别，好像是青春期所必有的经历。因此，挤痘痘也就成了“不能免俗”的人生经历，有的年轻人甚至将挤痘痘当成乐事，很享受那种“破痘而出”的感觉，是不是呀？说不定你正在一边看我的书籍，一边挤痘痘呢！

如果我说，不要随便挤痘痘，因为挤痘痘可能会死人，你会不会骂我“神经病”呢？

其实，我并不是想吓你，真的有可能。虽然，并不是每次挤痘痘，都会出现致死性的危险，但挤痘痘而导致的致死性个案，却早就不时见诸各种媒体。

为什么会这样？这就是挤痘痘很可能导致出现一种常常被忽视的脑部疾病——静脉窦血栓。静脉窦血栓以前被视为罕见病，但随着现代检查设备的进步，越来越多的静脉窦血栓被发现。

颅内静脉窦“六兄弟”（图 6–4），包括上矢状窦、下矢状窦、直窦、横窦、乙状窦，还有海绵窦，颅内脑组织的静脉血都得通过这些静脉窦回流到心。这些静脉窦一旦发生“车祸”形成血栓，血液淤积，静脉血回流不畅，脑组织可能就会出现水肿，相应部位的机体将出现功能障碍，甚至致残、致死或留下明显的后遗症。

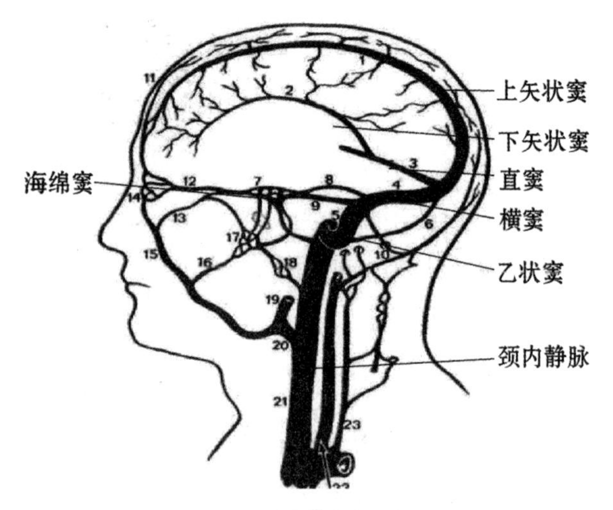

图 6–4　颅内静脉窦示意图

挤痘痘就是静脉窦血栓的诱因之一。人的鼻周有个“黄金三角”，由眼静脉引流，是痘痘高发地。挤痘痘时，这种外来压力，可能导致带有细菌的血液经眼静脉进入颅内静脉窦，从而在这里感染繁殖，使血管内皮受损，触发凝血机制，于是，静脉窦血栓就这样形成了。

如何化解静脉窦血栓？当然首先是要预防，可不能再因为“爽”而去随便挤痘痘了！假如已经发生了，除了评估药物溶栓的可行性之外，及时亮出我们的王牌武器——介入，是能够完美解决问题的，可以做到精准定位、定点消灭。对于静脉窦血栓来说，介入不但能实施精准快速的治疗，在诊断静脉窦血栓方面，也是诊断的“金标准”呢！

为什么颅脑外科医生也喜欢做介入

可能很多人会看到，近年来，在介入室里面做介入的，除了介入专科医生外，还有其他科医生参与，其中就不乏颅脑外科医生。

为什么这些其他科的医生不专注自己的专业，也要来做介入呢？难道是为了“分一杯羹”？

因为介入是个好东西，它的微创理念已经深刻地影响到越来越多的人。如今，介入治疗已经成为和内科治疗、外科治疗并列的第三大临床治疗手段，已经得到广泛认可。这就好像是药物治疗，因为有效，各科医生都会用来治疗疾病，并不限于内科医生使用。

《三国演义》里面的曹操，杀了想要劈开他脑袋的华佗，就是因为开颅的创伤太大，难以承受。时至今日，纵使现代外科技术已经足够成熟，但人们对于“开颅”一词仍然闻之色变。因此，当介入治疗技术发展起来以后，许多曾经只能开颅手术的疾病，可以选择介入治疗来替代，那还有什么理由坚持，一定要采用开放式的开颅手术模式呢？

所以，越来越多的颅脑外科医生，通过学习介入知识，加深对疾病诊治的理解，同时把微创介入的理念融入到日常的诊疗行为之中，通过介入手段，将过去手术难度大、风险高、预后差、并发症多的疾病，在“轻松愉快”的氛围中，又快又好地解决了。因此，颅脑外科医生自然也就喜欢上了做介入，将外科手术与介入手段结合应用，相互促进，何乐而不为呢？

第七章
癌症凶险，介入微创独领风骚

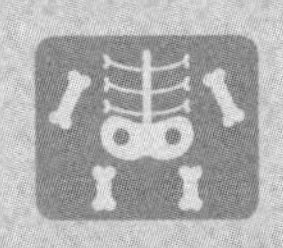

有关癌症的话题，可算是经久不衰、不绝于耳。迄今为止，如果有人提起“绝症”，一般人还是会联想到癌症。虽然我不赞同将癌症等同于绝症，但大致还是认可，一旦某人患上癌症，其健康状况已经堪忧，如果仍不重视，后果将会很沉重。

什么是癌症？癌症就是不治之症吗

我相信，有缘看到这本书的朋友，都听过良性肿瘤、恶性肿瘤之类的说法吧？一般而言，公众可以这样理解：癌症就是所有恶性肿瘤的统称。

当然，医学上的命名相对复杂。医学术语的“癌”是指起源于上皮组织的恶性肿瘤；相对应的，医学上将起源于间叶组织的恶性肿瘤称为“肉瘤”；有少数恶性肿瘤则以加上“母”或“恶性”等字眼来明确其是恶性肿瘤，如肾母细胞瘤、肝母细胞瘤、恶性畸胎瘤等。换句话说，癌其实只是通常所说癌症的一部分。也许是因为“癌”是最常见恶性肿瘤的缘故，大家也就默认将所有恶性肿瘤统称为癌症，癌症也可以理解为是恶性肿瘤的一个俗称。

以往，人们一听说某位亲朋患癌，心中就会充满了同情，假如听到的是自己患癌，就会即刻感到天塌了——再也没有什么生活的希望了！

为什么会这样？因为早些时候，首先是没有什么特效药，患上癌症不能靠吃药打针来治好，即便后来出现越来越多的化疗药，但严重的毒副作用也经常让人感到“生不如死”。外科手术切除虽然是很有效的手段，但因为癌症被发现时绝大多数已经到了晚期，手术切不下来，希望也就从此破灭！

既没有药物治疗，也不能手术切除，如此这般，长期积累下来的刻板印象就形成了，以致目前还有很多人认为，癌症就等同于不治之症。

其实，近年来医学发展很快，癌症已经不能再与不治之症画等号了！在内科药物治疗方面，相对特效的靶向药物、免疫治疗药物越来越多；在外科手术治疗方面，新的术式不断改进，结合转化治疗，已经将原本不能切除的转化为可以手术切除，也给很多患者带来新的希望。微创介入治疗手段的不断发展，更是将癌症“驱逐”出不治之症名录的“大功臣”，癌症的病死率正在不断下降（图 7-1）。

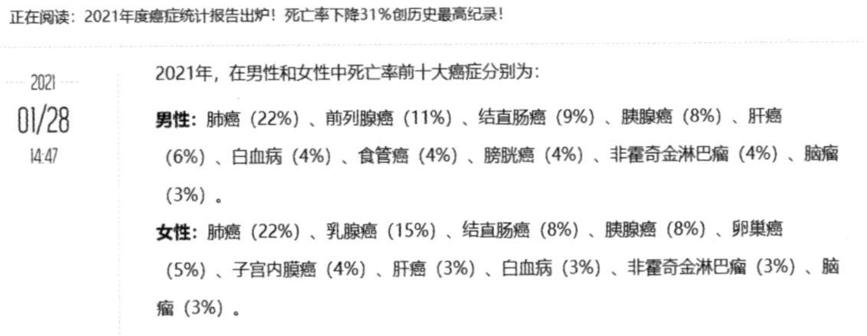

正在阅读：2021年度癌症统计报告出炉！死亡率下降31%创历史最高纪录！

2021
01/28
14:47

2021年，在男性和女性中死亡率前十大癌症分别为：

男性： 肺癌（22%）、前列腺癌（11%）、结直肠癌（9%）、胰腺癌（8%）、肝癌（6%）、白血病（4%）、食管癌（4%）、膀胱癌（4%）、非霍奇金淋巴瘤（4%）、脑瘤（3%）。

女性： 肺癌（22%）、乳腺癌（15%）、结直肠癌（8%）、胰腺癌（8%）、卵巢癌（5%）、子宫内膜癌（4%）、肝癌（3%）、白血病（3%）、非霍奇金淋巴瘤（3%）、脑瘤（3%）。

图 7-1　癌症统计报告网页截图

肿瘤、肿块、结节、占位，是同义词吗

肿瘤、肿块、结节、占位，这几个词经常被混为一谈，引起很多焦虑甚至恐惧，的确有必要来说道说道。

所谓肿瘤，是一个病理学概念，是指组织细胞在各种有害因素（或称致瘤因素）作用下异常增殖而形成的新生物。换句更通俗的话来说，肿瘤是身体内的某些细胞，发生了变异，然后不断增生，从而长出来的多余的东西。肿瘤发生后，往往是没有节制性的生长（特别是恶性肿瘤），它不但不能为身体提供正常功能，反而盗取营养、压迫脏器、危害健康。

肿瘤的种类繁多、数目不一、形状多样、颜色各异、硬度不同，可长在身体的不同部位，其大小和发展速度也各不相同，对健康或生命的危害也有很大的差异：有的可长期和平共

处，为良性肿瘤；有的则必须除恶务尽，否则就会遗害无穷，为恶性肿瘤。在良性、恶性肿瘤之间，还有“交界性肿瘤”等概念。区别不同肿瘤类别最重要的就是病理学检查发现的组织、细胞学特征。

所谓肿块，是一个临床概念，是可以被看到、摸到或被感觉到的非正常的组织结构，表现为圆形、类圆形或其他形状的块状物。需要说明几点：①肿块一定是非正常的结构（不是本身功能所需），即不能把正常结构如骨性突起、肌肉韧带等认定为肿块；②肿块一定有大致可被描述的边界和形状，即不能把没有明显边界的“肿胀”说是肿块；③肿块一定是身体内发生的组织结构，即不能把外来的或放进去的异物当成肿块。而通过影像学检查发现的肿块也常被描述为“占位性病变（或病灶）”，因此，占位性病变是一个影像学概念。

此外，肿块还常常被赋予一定的大小概念，即肿块的大小常常被定义为3cm以上，小于3cm，但又符合上述3条的“肿块”又可被称为“结节”，而更小的（1cm以下）的还可被称为“微结节”。

所以说，肿瘤、肿块、结节、占位，并不是同义词，而是有明显区别的啊！

肿瘤、肿块、结节、占位，有相关性吗

上一节已经讲过肿瘤、肿块、结节、占位这几个概念，分别有不同的内涵，并不是完全一致的。它们相互之间，以及与癌症、癌、恶性肿瘤等概念，既然经常被混淆，肯定有一定的相关性，既有不同，又有交叉，不知道各位读者弄清楚了没有？如果仍不清楚，我就再来补充说明一下。

1. 肿块、结节、微结节、占位性病灶只是表述病灶形态大小的临床或影像学概念，并不能说明病变的性质。也就是说，肿块、结节、微结节、占位性病灶有可能是肿瘤，但并不等于就是肿瘤。比方说，一些炎性包块、血肿等也可表现为肿块；还有的是本来的正常结构异常增生变大，如甲状腺增生、前列腺增生、巨淋巴结增生等。体检做胸部 CT 所发现的结节和微结节，大多数也都不是肿瘤。因此，发现肿块，不能随意认定为肿瘤，没有必要因为“是不是得癌了”而惶惶不可终日。

2. 肿瘤是病理学概念，它主要由肿瘤细胞构成，多表现为大小不等的肿块。但并不是所有的肿瘤都可表现为肿块。比如，白血病（也被俗称为“血癌”）就是起源于造血干细胞的恶性肿瘤性疾病，却常常看不到肿块。肿瘤的种类繁多，预后相差很大，有的甚至可以相伴数十年。所以说，即便得了肿

瘤，除了应该去弄清更具体的性质，以便针对性治疗外，也大可不必“担心得要死”。

3. 癌只是肿瘤中的一小部分。如果确定是癌症，那的确需要重视，不能有“随它去吧”的心态了。因为癌症的治疗时机非常重要，早期治疗可以治愈，到了晚期就会很棘手。但是，我们也绝不可以因“癌症”的诊断而随便失去信心，因为如今的恶性肿瘤早已不再是“不治之症”，很多可以快速治愈，还有许多是可以通过治疗而获得长期生存的“慢性病”。

所以说，肿块不等于肿瘤，肿瘤不等于癌症，癌症也不等于绝症哦！

肝癌已无切除机会，还能有什么办法

肝癌一般主要是指肝细胞癌，发病率很高，在我国尤其多发，每年新发肝癌病例可达全世界一半以上，且发病年龄呈年轻化趋势，的确令人触目惊心。

而更让人忧虑的情况比比皆是：患者刚刚被发现患了肝癌，就已经到了“中晚期”，仔细评估后发现，已经很难通过外科手术将肝癌病灶彻底切除掉！换句话说：患者一经发现就已经失去手术治疗的时机。这时，医生的心里其实很不好受，深感棘手；同时，患者及其家属的心情当然更是“心塞”、沮丧，甚至可能陷于绝望。

那么，失去手术机会的肝癌，真的就是不治之症吗？

这样的看法，曾经也许对，但时至今日，肯定是错误的。现如今，失去手术切除的机会，并不等于失去了治疗机会哟！比如说，去做个介入手术，就是可以首先考虑的治疗方案。由于介入治疗是在影像设备引导下进行的微创操作，适应证宽，安全性高，患者也容易耐受；介入治疗还有目标性特别强的特点，尽管不用切开，但在影像设备的引导下，病灶反而比开刀切开看得更清楚，介入器械也就可以直达病灶中心，分别进行栓塞、消融，而对周围的正常组织却影响最小。有办法，就有希望，是吧？

肝癌的介入治疗已经取得辉煌成绩，国内外的多种指南性文件都对介入治疗在肝癌领域中的应用给予越来越广泛的推荐。所以，我建议大家也来关注和推介介入治疗，以造福更多患者。要知道，肝癌的介入治疗不单只有经肝动脉化疗栓塞术这一种，还有很多种具体的介入方法，比如射频消融、纳米刀、粒子植入等，可以分别应用在不同的情况，各种方法还可以联合应用，价值很大（图 7–2）。

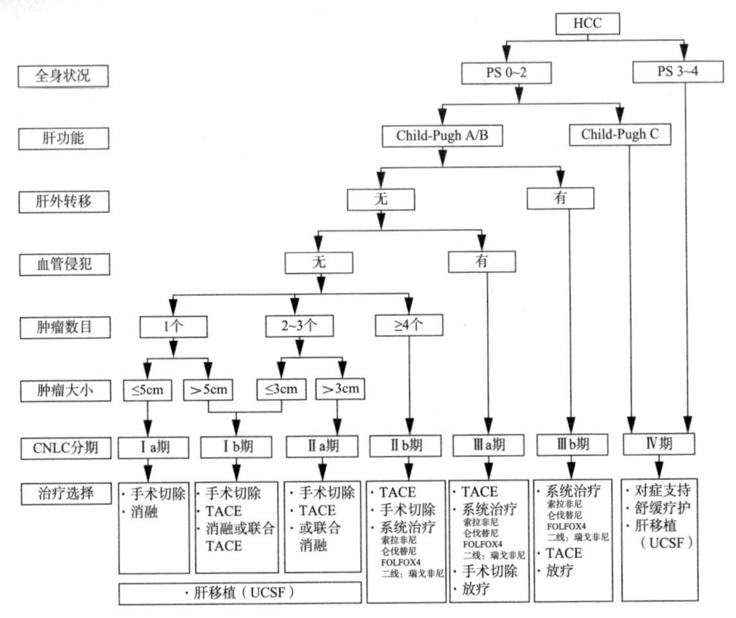

图 7-2 原发性肝癌诊疗规范（2019 年版）

肺癌夺命无数，不能开刀就只能认命吗

肺癌，实在是太常见了，发病率、病死率多年来排在恶性肿瘤第一位！不单我国是这样，在全世界范围内都是这样。单计 2018 年一年，我国因肺癌而死的就达 62.02 万人，真是非同小可！

深究肺癌发病率高的原因，与空气污染严重、吸烟人数众多脱不了干系；而病死率高的原因，则与没能早期诊断关系很大。寄希望于通过“胸透”“胸片”来早期诊断肺癌，很可能事与愿违，以致人们常常惊呼：“哎呀，怎么肺癌一经发现就是晚期了？”

在2018年的世界肺癌大会上，一句“胸部CT可救命”的口号被叫响。这句话的意思，就是号召各国学界以及民众，都要重视胸部CT的重要作用，因为胸部CT就是能够早期诊断肺癌的“法宝”，能够为治愈疾病、挽救生命创造机会。相对而言，虽然MRI、PET等在其他疾病诊断方面可能比CT更为敏感，但对于早期肺癌的诊断，目前仍比不上CT。

肺癌与肝癌一样，目前仍然缺乏足够敏感的化疗药物，想彻底治好肺癌，开刀手术仍然是值得推崇的有效疗法。然而，正是因为有不少的肺癌一经发现就已经到了晚期，失去了手术切除的机会，从而让治愈肺癌的希望蒙上了阴影。

但是，随着近年来介入诊疗技术在肺癌中的应用，开刀手术与肺癌预后的相关性已经不再那么紧密。也就是说，选择介入治疗作为开刀手术的替代疗法，照样有可能让肺癌患者获得满意的疗效。因此，介入治疗让那些不能手术或不愿接受开放性手术的患者，并不只有“认命”一途，而是同样有可能获得重生的希望。

介入治疗恶性肿瘤，有哪些具体办法

在本书第三章，我已经系统地介绍过介入治疗的具体“招法”，各位读者可以对照参阅。在恶性肿瘤的介入治疗领域，具体的介入治疗方法大致可以归纳为两大类。

第一类是血管性介入技术，利用纤细的导管远距离插入目标血管进行治疗（图 7–3）。最主要的方法有两个，一是经动脉的化疗灌注，二是经动脉化疗栓塞。前者是将化疗药物经导管在肿瘤的供血动脉内直接灌注，在显著提高抗癌疗效的同时，明显减轻了化疗药物的毒副作用；后者则除了局部化疗之外，还加入了栓塞肿瘤供血动脉的功效，让肿瘤因缺血而坏死吸收，在原理上比化疗灌注更为高效。这两种介入技术，对肿瘤来说，立足于姑息性治疗，也就是减瘤、减轻症状、减缓疾病进展，虽然很难取得完全治愈的效果，但取得长期带瘤生存的结局，对于失去手术切除机会、濒临失望的患者来说，难道不是带来了新希望?

第二类是非血管性介入技术，主要是指消融治疗，具体的方法就很多了，可以是热消融，也可以是冷消融，还可以是化学性消融。消融治疗既有可能是姑息性治疗手段，也有可能达到根治性治疗的目标。由于这一类介入技术是以局部灭活肿瘤为目标，并不需要将肿瘤切出来，所以也属于微创性的操作，患者的耐受性和适应证范围就比开放式的外科手术大得多，从而也为失去手术切除机会的患者带来了新希望。

无论是血管性还是非血管性介入诊疗技术，它们都是微创性的手术，可以很方便地联合应用。将多种具体技术的优点结合起来，一些原本可能被宣判为不治之症的恶性肿瘤，相关患者实现长期带瘤生存，完全有可能；甚至实现治愈的目标，也有可能不再是梦！

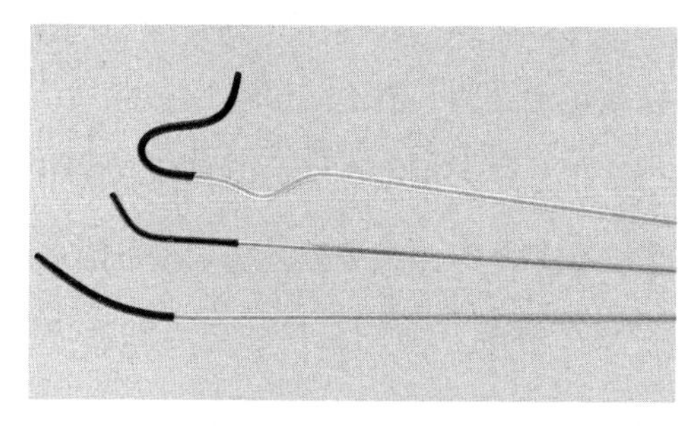

图 7–3　不同形状的导管

饿死肿瘤的想法靠谱吗？应该怎么做

我曾经在网络上看到有人传授饥饿疗法，说“肿瘤细胞不耐饿”，不吃饭的“辟谷”就是治疗肿瘤的良方。

我们知道，肿瘤细胞天生具有侵略性，无休止地生长，也就需要源源不断的营养物质供应。而且，医学研究和病例观察都证实，肿瘤组织对缺血缺氧的耐受性，的确要比正常组织低，而且恶性程度越高的肿瘤，耐受性也就越低。换句话说，肿瘤细胞的确“不耐饿”，假如有办法断绝对肿瘤的营养供应，肿瘤会比正常组织更快“感觉到饿了”，而不得不停止生长；继续对它“断供”，肿瘤也会最终坏死消亡。这也是为什么恶性肿瘤里面经常能够看到自发坏死的原因。

那么，患上肿瘤后，先饿上一阵，正常细胞不是耐受性高嘛！辛苦一点，坚持挨饿，等到肿瘤细胞受不了而死了，这时再来进食以挽救正常细胞，岂不是很好？

这样的想法很朴素，也很自然，但真的靠谱吗？

任何事情，如果不考虑细节，其结果很可能适得其反。如果我们为了“饿死肿瘤”而绝食，肿瘤当然会坏死消失，但人的生命先就没有了。为什么会这样？因为肿瘤就像强盗，它会“吃着碗里的，抢走锅里的”，并不会率先挨饿。采取简单粗暴的绝食办法，肿瘤会先掠夺“左邻右舍”的正常组织，最后大家一起被消灭。所以，“辟谷”治肿瘤的办法并不靠谱。

那应该怎么做呢？当然是要实现对肿瘤的选择性“断供”，也就是在保证正常组织营养供应的基础上，只让肿瘤“吃不上饭”，饿死肿瘤才有可行性。具体的做法可以设计得非常巧妙，比如通过介入插管，对肿瘤血管进行完全栓塞！

掐准肿瘤喂“毒药”，真能做到如此巧妙吗

恶性肿瘤为什么很难治好？那就是因为恶性肿瘤像螃蟹一样横行霸道，四处抢夺资源，盗取血液，却让周边正常组织少了活路。

由于肿瘤细胞是从正常细胞变异而来，具备欺骗免疫系统的本领，能够毒杀肿瘤细胞的药物往往也会伤害正常细胞，让人们“投鼠忌器”。另外，即便消灭了大部分肿瘤细胞，剩余的肿瘤细胞还是能够刺激“肿瘤血管”快速生成，继续“盗血”而“春风吹又生”。

我前面已经说过，想饿死肿瘤，不能靠简单的绝食来实现；而通过介入插管，将肿瘤的血管堵住，就是我所提倡的“选择性饿死肿瘤”的有效方法。因为，肿瘤生长的营养物质就是靠这些肿瘤血管来运送，肿瘤细胞又比正常细胞更易被饿死（对缺血缺氧更敏感），因此，堵住这些血管，肿瘤是容易被大部分杀灭的。

栓塞剂的选择，是“选择性饿死肿瘤”的关键技术问题之一，可不能“胡乱往里塞”啊！什么道理呢？打个比方：不妨将肿瘤比喻成“走私分子”，我们希望将其走私通路截断，应该怎么办？是仅堵高速公路？还是堵国道？或堵到县道？还是找准“窝点”直接堵住，来个“瓮中捉鳖”？哪个最有效？答

案不言而喻吧。

数十年来，介入医生们试用了许多栓塞剂来治疗肿瘤，但发现用比较粗大的栓塞剂来堵肿瘤血管，就像只堵高速公路那样，肿瘤会很快开辟出许多“走私小道”来盗血，根本就死不了！

在不断试验、筛选下，有一种“超液化碘油”被发现，经过数十年的使用，至今仍在介入领域“大行其道”。有人很疑惑：油是液体，会流动，为什么能够堵住肿瘤血管？其实，妙就妙在这里。我们知道：油是不溶于水的，在血液中会成为一颗颗细小的油珠，当然它无法堵住大血管，而是会被血液带到很小的“末梢血管”中去。这种“超液化”的油，油珠更细小，几乎能够堵住最细的肿瘤血管，即相当于能够“抵近肿瘤细胞的脖子”而死死掐住“肿瘤细胞的命脉”，所以，肿瘤细胞“继续走私”的美梦就完结了。

超液化碘油还有什么奇妙的好处？

因为它含有高原子序数的“碘”，是一种能够“刷存在感”的高密度对比剂，它流向哪里，存留在哪里，在透视、拍片、CT 等检查时均能够清晰看得见。另外，它还能与许多化疗药配成“化疗栓塞剂”，让那些“饿得濒死”的肿瘤细胞被轻易“毒死”，起到一加一大于二的作用。还有一点好处，那就是，由于它的细小特征，肿瘤组织对血液的“渴求”会有“虹吸作用”，碘油会优先进入肿瘤组织，对正常组织影响很小；即便有些碘油误入正常组织，还可被吞噬细胞清除掉，肿瘤组织内缺少这种吞噬细胞，却可长久存留，从而起到“靶向”作用。

肝癌进展到门静脉癌栓，只能放弃吗

门静脉癌栓，说的是肝癌侵及门静脉，并形成像血栓一样的东西。门静脉癌栓一方面是说明病情相对严重，是肿瘤在肝内转移的迹象，另一方面，它阻挡了门静脉血流，造成门静脉高压、胃肠道淤血、肝功能不全等并发症。

门静脉癌栓形成是影响肝癌预后的重要因素，常被认为不再适宜行手术治疗，曾经也被认为是介入治疗的禁忌证之一。因此，既往遇到门静脉癌栓，治疗方面就只能趋向消极，甚至直接劝其放弃治疗。

然而，随着介入诊疗技术的发展，门静脉癌栓已经不再是放弃治疗的理由。只要积极治疗，患者仍然有望获得长期生存。针对门静脉癌栓，目前的治疗方法可以归纳如下：

1. 手术治疗：如果肿瘤可切除，积极的外科治疗仍然值得提倡。主要方法是在切除肝癌的同时，经肝切除断面的门静脉断端取癌栓或直接切开有癌栓的门静脉进行取栓。但术后应该辅以肝动脉栓塞化疗术（TACE）、生物治疗等综合治疗措施。

2. 肝动脉栓塞化疗术：对于无法切除的肝癌病灶，TACE被公认为最有效的治疗方法。门静脉癌栓的血供与原发的肝癌病灶一样，主要由肝动脉供血，因此，TACE不但能阻断肝癌原发灶的血供，同时也对门静脉癌栓起到栓塞化疗作用，从而达到控制肝癌、消除癌栓的目的。

3. 肝动脉、门静脉双插管灌注栓塞化疗术：门静脉癌栓除了肝动脉血供外，亦有门静脉双重供血。因此，行肝动脉与门静脉联合方式的栓塞化疗，对消除癌栓更有帮助。有时，联合埋置皮下泵的方式实施规律性的多期灌注化疗，对消除手术后残余癌灶、癌栓，亦有望获得较好疗效。

4. 放射治疗：采用三维适形、调强及图像引导下的放射治疗新技术治疗门静脉癌栓，已经取得不少进展，而结合介入方法的内放射治疗在近年来更是广受推崇。如经肝动脉注入 ^{133}I–碘化油及 ^{90}Y 微球的局部放疗栓塞术，就能在栓塞肿瘤微血管的同时，释放 β 射线对肿瘤细胞产生杀伤效应。还有将 ^{125}I 放射性粒子直接植入门脉癌栓，可以发挥局部短距离持续放疗作用。

癌栓长到下腔静脉，如此严重怎么治

前面讲过门静脉癌栓问题，而下腔静脉出现癌栓，情况其实比门静脉癌栓还要来得严重。因为它一方面可以阻挡腹部以下大半身的静脉回流，引起广泛的淤血水肿，另一方面，癌栓可进一步累及右心房，甚至脱落造成肺栓塞及肺内转移。因此，出现下腔静脉癌栓，病情的严重程度高，对预后的影响非常明显，但也并非就到了束手无策的地步。

那么，如此严重的情况还有什么治疗方法可用?

当然，出现如此严重病情，想要彻底治愈困难非常大，但如今医学昌明，通过以介入为重要手段的多学科综合治疗，患者获得长期带瘤生存的良好结局，还是很有可能的。

恶性肿瘤合并下腔静脉癌栓的治疗原则，是尽可能最大程度去除或控制原发病灶及癌栓，强调通过联合多学科的综合治疗手段，延长患者生存时间和改善生命质量。但患者的个性差异很大，能够尽可能做到哪样的程度，往往需要多学科协作组（MDT）讨论决定，使患者获益最大化。

比如，对于可切除病例，首选手术切除原发灶，再结合癌栓情况选择放疗联合 TACE，或放、化疗降期或转化后再行手术治疗；对于原发灶不能切除的病例，则首选介入 TACE 联合放疗，并注意改善肝功能和全身对症支持治疗。全身系统治疗、中医药辨证施治也很重要，可以结合应用。对于因癌栓或合并血栓形成，下腔静脉回流受阻明显的情况，介入治疗就显得尤为重要，置管溶通血栓，结合支架植入，能够迅速重建下腔静脉回流通路，对改善患者状况有确定的意义。

突发！大肝癌破裂凶险出血，怎么办

今年70岁的老苏脾气比较倔，这两个月来，儿女发现其有些消瘦，多次要陪他到医院检查一下。这天早上还刚刚催促过一次，但他依旧不同意；然而到了晚上，他却突然觉得右上腹部剧烈疼痛，随后有向中下腹部蔓延的趋势，并伴随出现头晕眼花、心慌、腹胀。终于，他自己表态说："不行了，赶快去医院。"

急诊CT报告很快就出来了：巨块型肝癌并破裂出血！这个报告非同小可，将老苏的儿女们吓了一大跳：虽然知道他有病，但却想不到这么严重！因为担心老苏自己接受不了，他的儿女们要求医务人员不要告诉他实情。好在老苏知道自己有病，撑不住了，也没有力气追问是什么病，只能被动地接受医生的安排，被紧急送往介入室连夜实施介入治疗。

介入室快速行动，医、技、护协同配合，几分钟后，肝动脉造影图像就清晰显示出来了。原来老苏的肝右叶有超过10cm的大肿瘤，血供很丰富，并可见对比剂向肝包膜外渗出，这是肝癌破裂出血的直接征象（图7–4）！介入医生立即将导管超选择性插到肿瘤的供血动脉分支，采用颗粒性的栓塞剂将肿瘤血管栓塞，直到不能注入为止。很快，老苏的生命体征就得到了控制，三天后就稳定出院了。

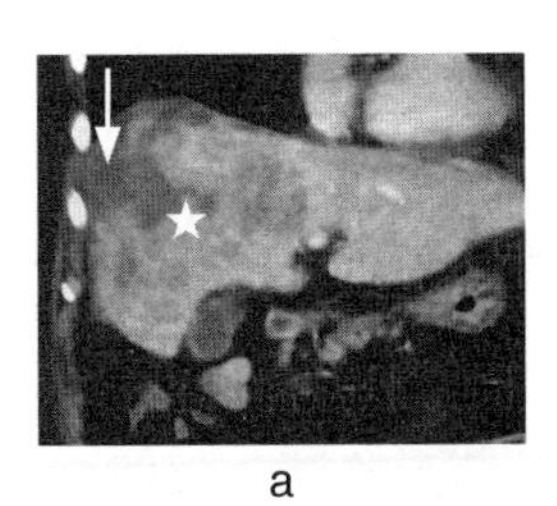
a

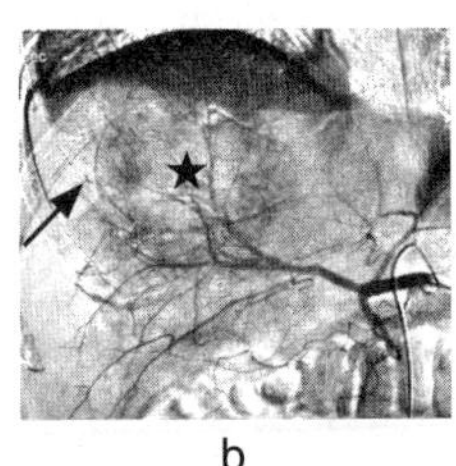
b

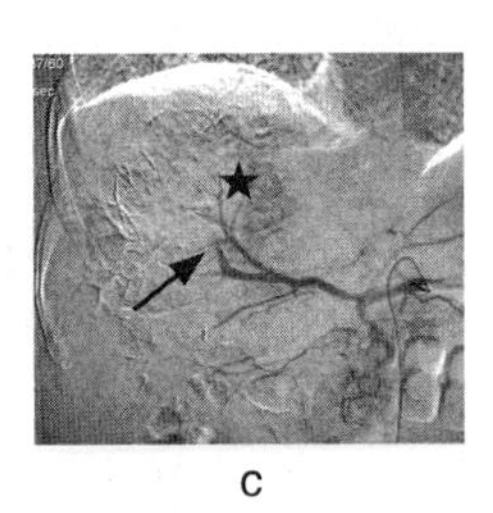
c

图 7–4　肝癌破裂栓塞

a. 急诊 CT 显示巨大肝癌病灶（星），包膜破裂出血（箭）；b.DSA 显示肝内肿瘤血管染色（星）及对比剂外渗（箭），提示肝癌破裂出血；c. 栓塞后肿瘤血供基本消失（星），肿瘤血管只剩残迹（箭）。

肝癌破裂大出血，是晚期肝癌常见的并发症，病情发展急骤凶险，病死率很高。外科手术创伤大、术中失血多，对于肿瘤破裂出血止血尤为困难，且大出血患者身体状况极差、手术耐受性差，因此风险极大。而急诊介入治疗因创伤小、止血效果确切、手术时间短、术后恢复快等优势，已成为肝癌破裂出血的首选治疗方法。目前，三级医院的急诊医生们都已经接受了这个选项，一旦怀疑肝癌破裂出血，会立即邀请介入医生及时参与救治。

黄肤金睛是怎么回事？也能介入处理吗

众所周知，我们中国人多是“黄肤黑睛”的黄种人，而欧美人则多是“金发碧眼”的白种人。但有些人的黄皮肤会黄得很离谱，连眼白都变得“金灿灿”的！这是怎么回事？是不是为了更美而主动美容的？

告诉你吧，这样的“黄肤金睛”可不是美目、美瞳所致，而是一种被称为“黄疸”的临床表现。

黄疸，其实是血液中的胆红素浓度升高所导致的一种临床症状，胆红素浓度升高以后，会染黄巩膜、黏膜、皮肤，甚至其他组织都可能被染成黄色。

引起黄疸的原因或疾病很多，可简单归为 3 类：溶血性黄疸、肝细胞性黄疸和阻塞性黄疸。医生通过观察患者有无皮肤巩膜黄染及其程度，并通过询问病史和体格检查，就可以得出大致判断。然后抽血化验，根据其“直接胆红素”“间接胆红素”构成，就可以得出黄疸的类别认定。但要具体明确是什么病因，往往还需要动用“照妖镜”（影像学检查）来照一照。有时，可能还需要结合超声、CT、MRI，甚至是影像引导下的穿刺活检，才能最终确诊。

对于黄疸，介入能有什么作为？我先以一首原创的顺口溜来简单说明：身黄眼也黄，介入可帮忙，针管加支架，胆汁引入肠。

下面我再讲一个小故事，以便各位产生直观的印象。潘姨今年 45 岁，平常身体蛮好的，但 3 个月前开始觉得胃口不好、容易疲劳，以为是太过劳累所致，然而休息后却没有好转。后来她丈夫发现其眼睛有点发黄，脸上也失去了光泽，劝她去医院看病时却被潘姨拒绝了。谁知随着时间的推移，情况越来越糟糕，全身的皮肤也黄了，胃口很差，甚至看到食物就想吐。到这个时候，她才觉得真应该去医院看看了。

医生检查后，证实潘姨的肝脏内长了一个恶性肿瘤！还偏偏长在肝门区，这可是血管进入和胆汁输出的交通要道呀！这时，想手术切除，已经难以下刀；想上化疗，又无法耐受。难道只能输液、补充能量吗？当然不行！潘姨自己、她的亲人以及主管医生都不能答应，于是，就把我请去会诊。

首先，我为她作了经皮肝穿胆道引流术（简称 PTCD），穿刺针一进去，墨绿色的胆汁就从针管源源不断地流出来了。差不多流了一茶杯的胆汁后，再往里面注入对比剂一看，潘姨的“胆子”可真大呀！肝内的各级胆管全部都明显扩张，超过正常值许多倍，偏偏就是肝总管让肿瘤给堵住了（图 7–5）。

随后，我顺着穿刺针套管插进导丝，再沿导丝将引流导管成功置入扩张的胆道，经过几天引流，又设法开通了阻塞的肝总管，放置了胆道内支架，让胆汁顺利地排入肠道。

经过这些处理，潘姨的病情得到了明显的缓解，黄疸消退了，慢慢地也有了胃口，体质加强了，肿瘤科医生终于有机会开始了针对原发肿瘤的治疗。

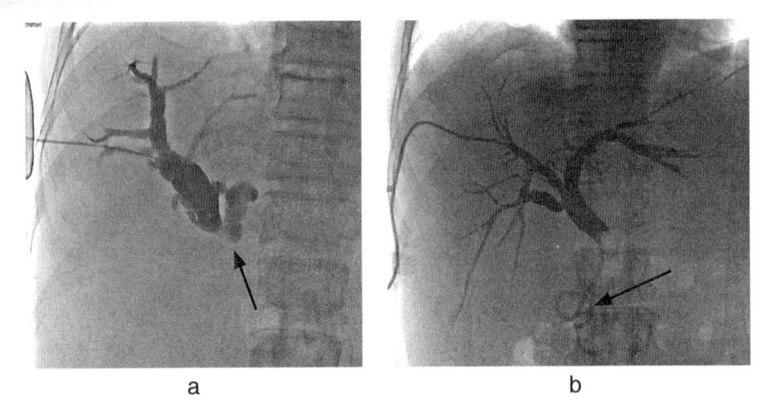

图 7–5　经皮肝穿胆道引流术

a. 经皮肝穿胆道造影示肝内胆管显著扩张，胆总管上端堵塞（箭）；b. 经引流后胆管扩张情况明显改善，引流管前端盘曲于十二指肠内（箭）。

癌症已经转移，还有做介入的可能吗

这个话题本来是比较沉重的，但确实也有谈论的必要。

我们知道，癌症作为恶性肿瘤，转移是它的本质特性之一，而发生转移以后，癌症的分期就是晚期，往往代表难以手术切除，介入治疗也属于局部治疗范畴，对于癌症转移，同样很棘手。

然而，近年来，癌症转移后的介入治疗已经取得丰硕成果，那些原本觉得无计可施的病例，经过以介入为重要方法的综合治疗后，同样可以获得长期生存，确实算是“曙光初现”。

比如肠癌，在原发肿瘤切除后，有不少患者会陆续发现转移现象，其中肝转移最常见，且为影响预后的最关键因素；采取介入插管，对肝转移病灶进行化疗灌注或化疗栓塞，就能显著改善患者的预后。对于肝癌肺转移，局部消融治疗可以分别灭活这些转移结节。对于骨转移，同样可采取消融或结合介入栓塞，还可应用骨水泥作局部骨转移病灶的成形术，在灭活转移肿瘤的同时，还有增强骨强度以防病理性骨折的功效，同时止痛效果也不错。

总之，尽管癌症转移后总体预后受到很大影响，但只要善于将多种具体的介入治疗手段联合应用，对转移病灶进行“各个击破”，并结合全身系统性的化疗、靶向、免疫治疗措施，仍然是能够治疗的慢性病状态，可不要轻易放弃治疗啊！

只有肝癌、肺癌能做介入吗？其他癌症也能做吗

肝癌、肺癌的发病率高，做介入的很多，可能会让人形成这样的刻板印象，以为只有肝癌、肺癌可以做介入。其实不然，其他的恶性肿瘤，同样可以通过介入治疗获益啊！

肝和肺的确比较特殊，都有两套供血的血管（图 7–6）。肝的血供在正常情况下以门静脉为主，肝动脉占比小，肺的血供在正常情况下以肺动脉为主，支气管动脉同样占比很少。而当发生肝癌、肺癌时，这些肿瘤的血供却是以肝动脉或支气管

动脉供血为主，因此，栓塞肝动脉或支气管动脉，对肿瘤影响大，而对正常组织影响小。这就是肝癌、肺癌介入治疗做得很多，疗效也很满意的病理解剖学基础。

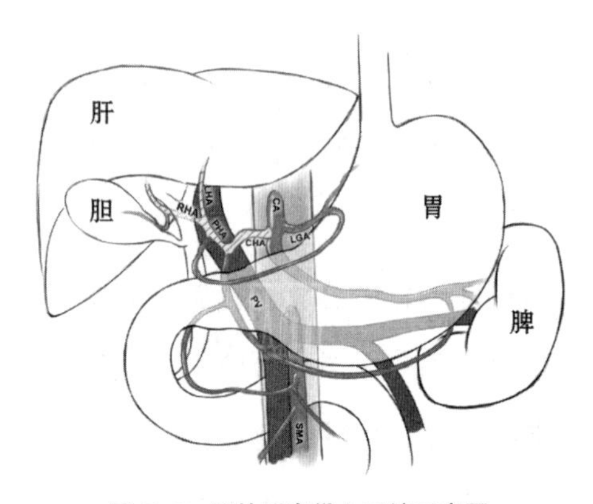

图 7-6　肝的两套供血系统示意图

图中 PV 为门静脉，为正常肝的主要供血来源，远较肝动脉粗；图中 CHA 为肝总动脉，PHA 为肝固有动脉，RHA 为肝右动脉，LHA 为肝左动脉。

而其他的脏器发生癌症，它们却并没有两套不同的血供，这对于介入插管来说，如何保障只插到肿瘤血供而不影响正常血供就成为一个严峻的挑战。但随着介入器材和介入医生插管技术的进步，超选择性插管已经越来越不成问题，所以，其他器官的癌症介入，同样是可以做到的了。

而对于非血管性的介入技术来说，在影像设备引导下，向各个器官组织直接穿刺，实施消融治疗，或植入放射性粒子，也显得越来越简便，更是没有仅仅只有肝癌、肺癌可以应用的限制。

第八章

良恶肿瘤，介入也建根治之功吗

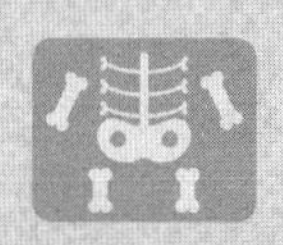

对于肿瘤来说，一直有根治性治疗和姑息性治疗的说法。以往，通过开放式的外科手术，将肿瘤病灶、周边淋巴结，以及可能累及的其他组织器官全部、彻底地切除干净，才被认为是根治性的肿瘤治疗手段。然而，时至今日，这样的认识已经很不全面。因为，微创性的介入治疗，不必开放式切除，就有可能实现根治肿瘤的目标。

根治性与姑息性手术的区别在哪里

根治性手术与姑息性手术是相对产生的一对概念。

所谓根治性手术，是指尽可能扩大手术切除的范围，将肿瘤及可能被侵犯的周围组织、可能转移的淋巴结等，做完整的大块切除和彻底的清扫，力求达到根除肿瘤的目的。

然而，根治性手术创伤巨大，患者耐受性差，肿瘤是切除干净了，但患者的生理机能却难以维持，生存期和生存质量堪忧，患者并不见得能够真正从根治性切除手术中有所获益。

于是，作为妥协性的方案，姑息性手术的概念就应运而生了。所谓姑息性手术，是指根据患者的具体情况，只施行一些相对简单、范围可控的手术操作，并不追求一定要彻底切除肿瘤，更不强调扩大切除过多的周围组织器官；其目的重在减瘤、减轻临床症状、解除肿瘤并发症、提高生存质量、延长生存期（图 8-1）。

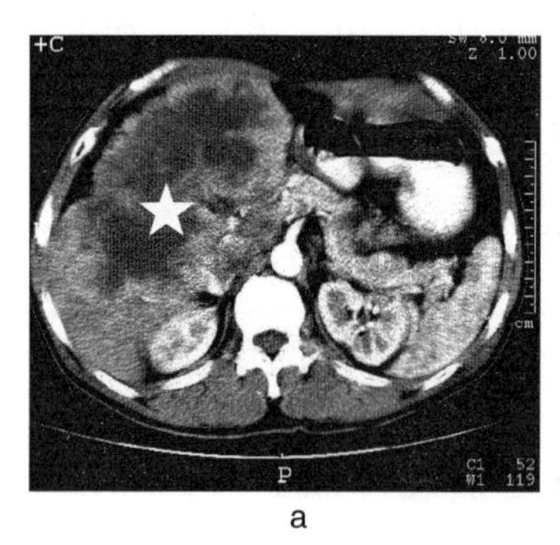

a

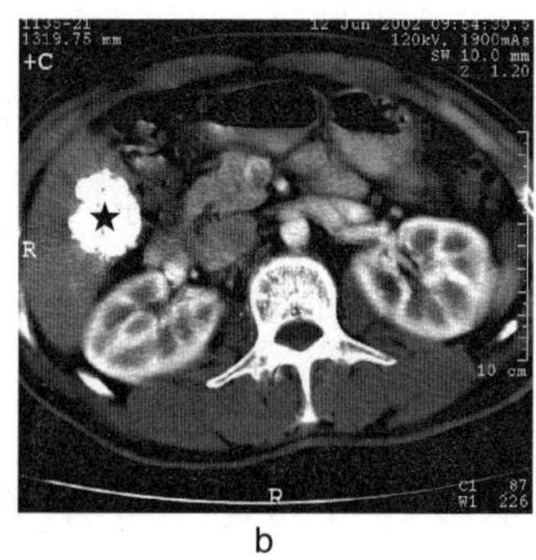

b

图 8-1　姑息与根治手术选择

a. 巨块肝癌（白星）并周边浸润，无法接受根治性治疗，只能暂时选择姑息；b. 肝癌介入治疗后基本凝固坏死（黑星），可考虑二期根治性切除。

姑息性手术的优点在于操作相对简单，患者耐受性好，但劣势就在于肿瘤残余和复发的机会大，患者获得临床治愈的可能性比较低。

对于具体的患者来说，是做根治性手术，还是做姑息性手术，既要考虑病情等客观因素，也要考虑患者的主观意愿，还要考虑治疗理念和人文关怀等内容。

以乳腺癌的外科手术为例，根治性手术需要切除全部乳房、胸大肌，清扫腋下等区域的淋巴结，甚至需要切除部分肋骨，这种术式目前已经被摒弃。目前推崇的反而是姑息性的保乳手术，只切除肿瘤本身即可，再结合药物治疗等综合手段，让患者的生活质量显著提高。

不能开刀手术，就等于不能根治了吗

医学在发展，观念在更新。当下，“不能开刀手术，就等于不能根治”的说法，已经不正确了！

是谁让这句原本正确的话，变得不再正确的呢？那就是介入技术的发展进步。如今，对于各种肿瘤，要想实现临床治愈，不再限于“一切了事”，做个介入，不必切除，不留疤痕，也许就能让“肿瘤患者”“脱下帽子”。神奇吧？

由于恶性肿瘤早期常无症状，早期发现率低，大部分在发现后已经进入中晚期。而中晚期恶性肿瘤患者，大多数已经不再具有接受根治性手术的身体条件。以往，针对这样的患者，要么只能妥协性地接受姑息性手术，要么只能接受化疗、放疗以及对症支持治疗，从而失去了根治的可能性。

然而，介入技术的发展进步，让“不能开刀手术，就等于不能根治”的说法成为历史。比如，对于小的结节性肝癌，不必开刀，无论是用血管性的经肝动脉化疗栓塞术还是非血管性的射频消融治疗，都可能使其“灰飞烟灭”。对于不能开刀切除的直径大于5cm或结节数超过3个的肝癌病灶，采取射频消融与经肝动脉化疗栓塞相结合的介入治疗方法，仍然有获得根治的可能。

介入治疗只能是姑息性治疗，对吗

其实不对，这两个概念并不能画等号。那为什么会有“介入治疗就是姑息性治疗”的说法呢？

我想，这主要是由于部分人将经动脉化疗栓塞术（TACE）与介入治疗画上了等号，而TACE对于绝大部分肿瘤的治疗确实只能大幅延长生存期、提高生活质量，而想达成根治肿瘤的目的则非常困难（肿瘤存在多支供血、盗血，肿瘤彻底灭活难以实现，故常常需要多次重复治疗）。如此说来，有这样的说法也可以理解。

然而，我明确说过，所谓介入，是指在影像设备引导下的微创诊疗操作，它包含很多具体的诊疗方式，TACE只是其中的一种。比如，肿瘤的消融治疗（包括多种不同的具体方法）就可以被认为是根治性治疗手段，完全有可能将肿瘤彻底杀灭。所以，“介入治疗也就是姑息性治疗”的说法并不正确，或者说很不完整，至少是犯了以偏概全的毛病。

再比如，对于不是太大的结节性肝癌，就算是“姑息性介入”TACE，通过超选择性完全充填式的化疗栓塞（将肿瘤的所有供血动脉彻底栓塞），让肿瘤细胞完全没有血供来源，从而完全坏死吸收，也有可能达到根治性治疗目的。而对于更多的其他肿瘤，采用 TACE 与介入消融相结合的方法，达成根治性的目标也并非不可实现。

消融治疗真能实现根治肿瘤的目的吗

没错，的确是这样。虽然在现阶段，并不是所有肿瘤都能通过介入消融治疗实现完全治愈，但确实已经有相当部分肿瘤是可以通过消融治疗达到根治的目的。

介入消融治疗的具体方法有多种，但都有共同的特点，那就是在影像设备引导下，通过经皮穿刺，将射频电极或“酒精针”等器械送达病变部位，通过产热或冷冻的物理效应以及无水酒精等的化学作用，对病变组织进行毁损，将肿瘤细胞灭活（图 8–2）。

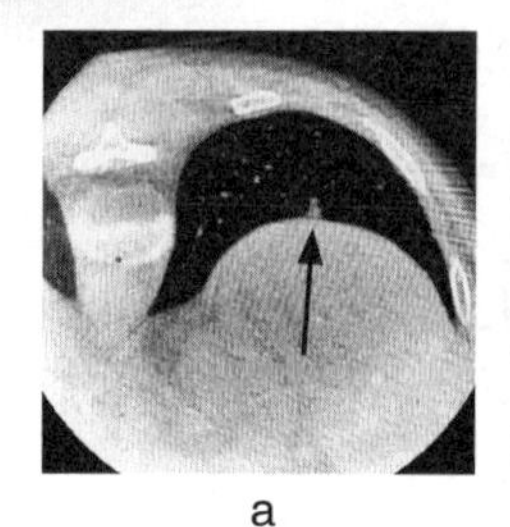
a

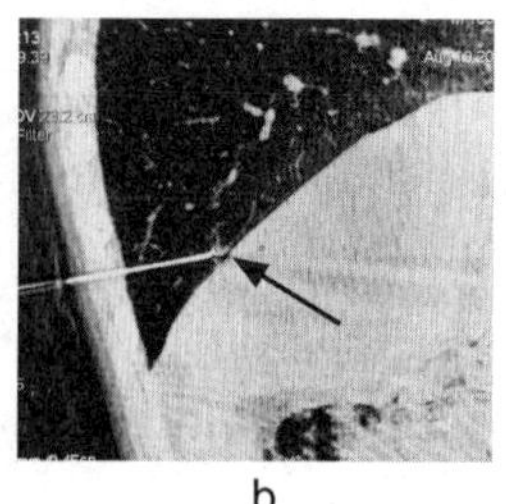
b

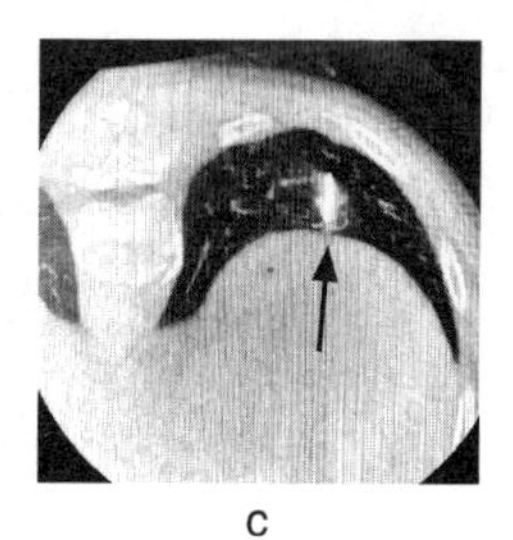
c

图 8–2　肺小结节消融可达根治疗效

a.CT 显示肺底小结节（箭），诊断为微小肺癌；b. 消融针在 CT 影像监视下直插病灶；c. 消融后复查原病灶及周围区域被消融范围完整覆盖。

而不同的消融治疗手段，当然也会有个性，需要介入医生对各自的适应证、禁忌证以及操作程序等细节进行仔细的研究，做好个性化的优选。比如射频治疗仪、微波治疗仪等主要是通过将电能在病灶局部转变为热能，产生高温，从而造成病变组织的细胞脱水干燥、凝固甚至碳化；而氩氦刀、康博刀等则是使病灶发生冰冻而变性坏死；化学性消融则是通过向病灶内注射无水酒精或乙酸等达到毁损病灶的目的。

无论是物理性的热效应，还是物理性的冷效应，以及化学性腐蚀或凝固效应，凡是消融效能能够到达之处，肿瘤均可被彻底灭活（烧掉、冻死、凝固），从而实现根治的目标。消融治疗的结局，是相当于不开刀就把病灶消灭掉。因为并没有将病灶拿出来，而是就地灭活，故也有将消融治疗称为“内科性切除”的说法。

纳米刀是近几年开发出来的新型消融设备，既不产热也不制冷，但也属于物理性消融的范畴。它的原理是通过释放高压电脉冲在细胞上形成不可逆的纳米级穿孔，使肿瘤细胞快速凋亡，但又不会伤及血管壁、神经及周围的正常结构，已经展露出独特的优势。

介入消融只适合小的原发性肿瘤吗

毫无疑问，这个原本正确的说法或观念已经悄然演变，继续保持这个看法的人已经“OUT”了。

由于消融治疗也属于局部治疗手段，所以曾经被认为不适用于转移性肿瘤；同时，由于消融治疗有“剂量”和消融范围的限制，所以比较大的或多发的肿瘤也曾经被认为不适用消融治疗。这些观念是有依据的，所以原本是正确的。

但是，经由介入医生以及相关行业工程师们的不懈努力，介入消融技术已日趋成熟，可作为操作引导的影像设备多（B超、CT、MR及电视透视等），可供选择的消融手段日益丰富，在临床上的适用范围也因之而不断拓展。

目前，全身各部位不宜手术或不愿手术、其他治疗方法不敏感的实体性肿瘤或残存病灶，均适用于消融治疗。不但原发的小结节肿瘤可以消融，大病灶采用多针组合的办法也可有效地消融（图 8–3）。而对于转移性的病灶，同样可以一个个同时或分批实施介入消融，比外科开刀的适用范围可就大得太多了。

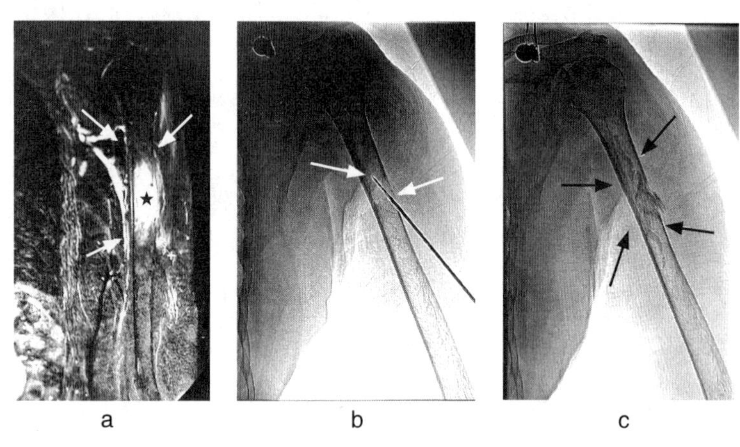

图 8–3　肺癌肱骨转移灶消融治疗

a.MRI 压脂显示左肱骨转移病灶（星）伴周围水肿（箭）；b. 微波消融针在电视透视监视下直插病灶（白箭）实施消融；c. 消融后注入骨水泥（黑箭）有进一步灭活肿瘤、止痛及强化骨强度的作用。

由于有现代影像设备的引导，病灶可视化，疗效可验证，介入消融作为微创式“根治手术”简直可称为革命性的进步。当然，介入消融也是一项技术活，容不得胡乱操作。要想取得好效果，应该注意的技术要点是：定位准确、路径恰当、按序操作、剂量适宜!

治好肿瘤西医不行，只能依靠中医吗

我多次在网上发现有这样类似的言论。我认为，说这些话的人，表面上是“中医迷”，事实上是“中医黑”！

中医药在肿瘤治疗上的确可以发挥很大的作用，有的具有“消瘤”作用；而在放疗、化疗、介入、手术期间，中医药也完全可以起到辅助、协同的作用，或有改善患者耐受水平、提升免疫功能等效应；在肿瘤晚期或终末期，中医药还可以提高患者的生活质量。

但是，完全否认现代医学各种疗法，并将中医药疗法的作用无限夸大，完全不符合事实，也实在不明智。这样的言论，对病患者来说，也有可能造成很大的误导和伤害，必须坚决予以驳斥。我认为，狭隘的中医、西医或学科间的“门户之见”必须抛弃，中西医相互学习，共同促进，取长补短，才是正途。

介入治疗技术，当然不属于传统中医范畴，但也并非古典西医的一部分，而是现代医学发展的新成果，应该将其广泛宣传，以造福更多的患者。中国医学在持续发展进步，从古典到现代，跟随科技发展，不断调整生活方式、学习方式、医疗方式，才是与时俱进的人类进步主旋律。

从这个意义上来说，各位读者关注介入诊疗技术，并向身边的人积极推介，也是为民造福的善举呢！

射频消融是怎么回事

所谓射频，说的是指无线电的频率范围，当射频电流频率>100kHz时，可引起组织内带电离子发生摩擦生热的热效应。目前医用的射频消融仪，常用频率范围是200 ~ 500kHz，输出功率100 ~ 400W。

射频消融术（RFA）是比较经典的物理性介入消融技术，属于热消融范畴。将射频消融电极置入病变组织以后，启动射频发生器，发出射频电磁波，将激发组织细胞内的离子振荡，离子间相互撞击摩擦起热，局部可达到80 ~ 100℃的高温，使病变组织快速脱水而形成凝固性坏死，从而起到治疗作用。

消融电极是医用射频消融仪的核心部件，可以设计成单极针、多极针的形状，也可设计成导管样的形态，以适应不同的治疗需要。比如，对于肿瘤性病变来说，通常是采用单极针或多极针，在B超或CT的引导下将射频电极针直接刺入病变组织内；而对于快速型心律失常、静脉曲张的治疗来说，则使用射频电极导管，经血管送达病变区域实施治疗。多极射频消融针是从单极针发展而来的，它有效地扩大了消融范围，使消融治疗的适应范围得以增宽。

除了前述在各种肿瘤性病变、快速心律失常和静脉曲张中的应用之外，射频消融还可广泛应用于椎间盘突出症、妇科功能性子宫出血、宫颈糜烂，以及尖锐湿疣等其他各类病变（图 8-4）。

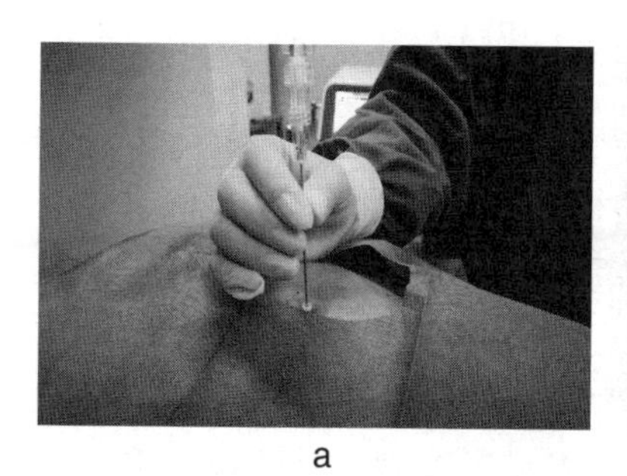

a

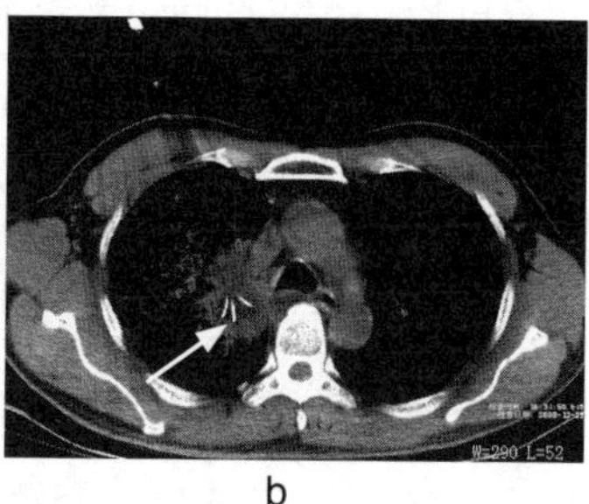

b

图 8-4　肺癌射频消融治疗

a. 消融针械正向病灶插入；b. 多极射频针（箭）正在消融肺癌病灶。

微波消融有什么优势

微波消融术在原理上与射频消融术类似，也是物理性的热消融技术。它是利用专门设计的微波针（微波天线或微波刀头），在超声或 CT 引导下，经皮肤穿刺直接进入肿瘤病灶，就相当于将一个“微型微波炉”送了进去。

微波消融仪由微波发生器、冷循环系统、微波消融针等部件组成，启动微波治疗仪后，微波针上的“微型微波炉”就开始起作用，由它释放的微波磁场可以使周围的组织分子高速旋转运动并摩擦升温，针尖温度可达 100℃以上，从而使病变组织凝固、脱水坏死，达到治疗的目的。

微波消融的优势在于：①微波消融是一种微创介入疗法，疗效可靠，安全性高，并发症少；②无放化疗毒副反应，对正常组织细胞无毒性；③微波消融既可单独施行，也可与其他微创介入治疗手段联合应用，方便易行；④肿瘤坏死清除过程中还会激活机体免疫，有助于抑制肿瘤生长。

微波消融术目前已经在临床上广泛使用，不仅可用于肝癌治疗，还可用于肺癌、肾癌、腹膜后肿瘤、胰腺癌、甲状腺癌、前列腺癌、肾上腺肿瘤、骨肿瘤、乳腺癌、子宫肌瘤等实体瘤的治疗，也可应用于静脉曲张等病变的腔内闭合治疗。

激光消融有什么特点

激光消融治疗是近年来兴起的一项新的介入技术，也属于物理性的热消融技术。一般是在超声引导下，将光纤插入肿瘤部位发射激光，产生高温，起到凝固灭活肿瘤的作用，适用于各种良、恶性肿瘤，特别是甲状腺、肝脏等实质脏器的小肿瘤，治疗效果可与手术切除相媲美。

激光消融的最大特点是光纤纤细，只有 0.3mm（图 8–5）。与射频、微波消融相比，激光消融的定位更为精准，而且还具有热损伤小、易于止血、不产生焦痂、不刺激组织增生等特点，能够快速安全地达到消融目的。

目前，激光消融术的应用范围已经得到越来越广泛的拓展，主要适用于各类实质性脏器的肿瘤，如甲状腺、甲状旁腺、乳腺、肝脏、肾脏、腹膜后肿瘤，子宫肿瘤以及转移淋巴结等，也可用来实施静脉曲张的腔内闭合术。

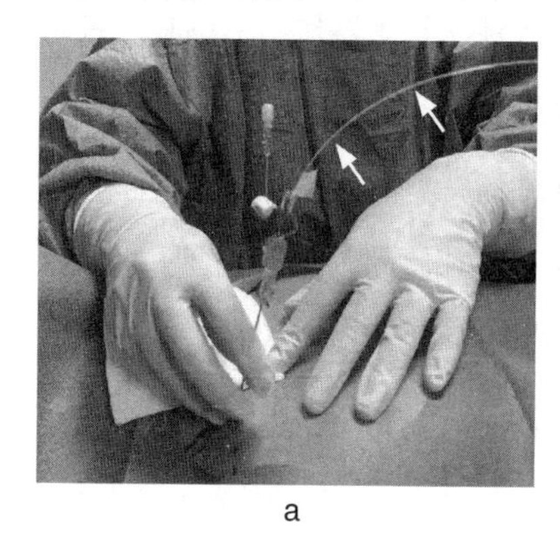

a

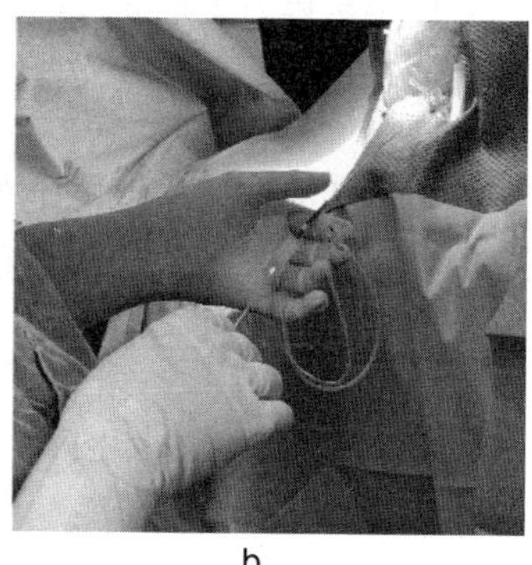

b

图 8–5　激光消融治疗

a. 激光消融针械正向病灶插入，可见非常纤细的光纤（箭）；b. 激光消融进行中，可见红色激光信号。

超声聚焦刀有什么用

超声聚焦刀，其实不是刀，也许可称为“无形刀”，它的全称是高强度聚焦超声治疗系统，英文缩写为 HIFU，故俗称为“海扶刀”。

超声聚焦刀同样属于物理性的热消融技术之一，其原理是将体外的低能量超声在穿透组织过程中聚焦，在焦点区产生高能量的超声波聚集，从而转化为局部的高温热效应，使病变组织发生凝固性坏死。超声聚焦刀还可产生特殊的空化效应，使病变组织的细胞膜、核膜破裂，从而发生凋亡。

超声聚焦刀无须向体内插入针、管等器械，所以是一种难得的“无创”治疗技术，因此更为安全，有利于减轻患者痛苦、提高生活质量。根据不同肿瘤特有的生物学行为，结合患者的临床特点，超声聚焦刀既可单独使用，也可联合手术、放疗、化疗及其他介入治疗措施，发挥协同治疗的作用。

目前，超声聚焦刀可以应用于良性疾病（如子宫肌瘤、子宫腺肌症、前列腺增生等），也可应用于恶性肿瘤（如肝癌、胰腺癌、直肠癌、宫颈癌、卵巢癌、膀胱癌、前列腺癌、淋巴结转移癌等）。

磁波刀的妙处是什么

磁波刀，其实是一个简称，它集合了磁共振和聚集超声波两大类别设备，全称是“磁共振引导聚焦超声治疗系统”，是一种非常年轻的介入治疗新方法。

磁波刀与前述的海扶刀（超声聚焦刀）类似，同样是采用高强度的聚焦超声，产生高温而破坏病变的目标组织，同样是“无形刀”无须插入针、管到人体组织的无创性治疗技术。

不过，海扶刀由超声成像仪器作为引导设备，而磁波刀则升级使用磁共振设备来引导治疗。磁波刀的优势之一，是可以精确到毫米级，而且治疗路径全程可视，显影的精细度比海扶刀高得多，能够有效地避免肠管损伤、皮肤灼烧、神经水肿等并发症的发生。磁波刀的另一个优势是实现了术区温度的实时客观监测，可以保证每一个治疗点都达到预期效果，术后可以即时判断整体的消融效果；而海扶刀则缺乏温度的实时客观监测，治疗操作更多依赖于医生的个人经验，疗效的即时判断也难以实现，如需判断最终消融情况还要另做磁共振增强扫描才行。因此，从一定的意义上来说，磁波刀（图 8–6）是海扶刀的升级版。

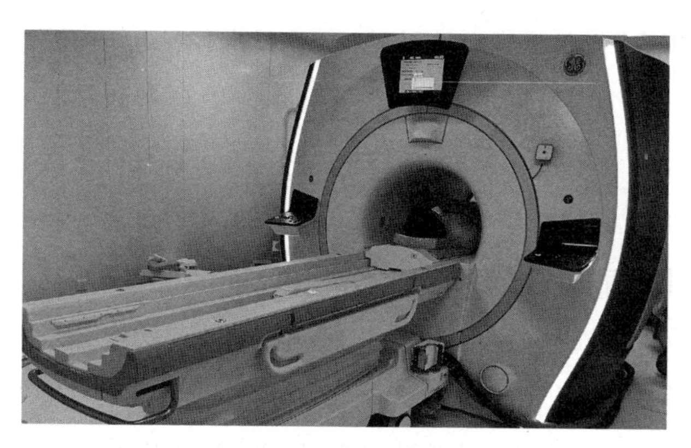

图 8–6　磁波刀设备照片

磁波刀目前主要用来治疗子宫肌瘤，它的妙处在于，不用开刀即可对疾病进行有效诊断，并立即进行无创治疗，具有精准定位、全程温控的优势，治疗过程中医生可以根据患者个体情况随时调整技术参数，确保治疗效果。患者无须麻醉，可以全程保持清醒，只需要听从医生嘱咐，静静地趴在治疗床上休息休息，子宫肌瘤便能轻松地“土崩瓦解”了。

氩氦刀真能冻死肿瘤吗

氩氦刀，同样属于物理性消融技术，但与前述几种消融技术不同，它不是利用热效应，而是利用冷冻效应来达到局部消融效果，它真的能够冻死肿瘤哦！

“氩氦刀”虽然称刀，但并不用真正动刀，而是与前述的射频消融类似的针状设计。一般在局麻下，由 DSA 机、B 超、CT 等影像设备全程引导穿刺，插入目标肿瘤组织内后，首先让氩气在刀尖急速膨胀产生制冷作用，在 15 秒内将病变组织冷冻至零下 140 ～ 170℃。持续 15 ～ 20 分钟后，再启动氦气急速加热至零上 20 ～ 40℃。持续 3 ～ 5 分钟之后，再重复一次以上治疗。如此冷热逆转，就可以彻底毁损病变组织。

氩氦刀冷冻消融治疗早期小肿瘤，可作为开放式手术的替代治疗，起到根治的疗效。对于晚期较大的肿瘤也可作为姑息治疗，或与其他治疗方法联合应用，以减少肿瘤负荷，减轻症状，提高生活质量，延长生存时间。

目前，氩氦刀主要应用于全身各种实体肿瘤，最常用的是肝癌和肺癌的治疗。

应该注意的是，术前应检测肝肾等重要脏器功能，还有凝血功能，评估患者的耐受性；术中应全程监测患者的生命体征，以保障患者的安全。

纳米刀的特殊性何在

纳米刀的确非常特殊，它虽然也属于物理性消融，但它既非热消融，也非冷消融，而是一种新型的特殊消融技术，称为不可逆性电穿孔（IRE）。它的原理是，通过释放高压电脉冲在肿瘤细胞上形成纳米级永久性穿孔，从而破坏细胞内平衡，使肿瘤细胞快速凋亡。

纳米刀的特殊性还表现在具有以下优势：①消融时间短，直径约 3cm 的实体肿瘤一般只需 90 个 100 毫秒的超短脉冲，全程消融时间不会超过 5 分钟。②不会伤及治疗区域的血管、神经等重要组织。③消融效果不受热池效应影响，也不会受到其他外界温度影响。④治疗彻底，治疗边界清晰。无论肿瘤是靠近血管的，还是形状不规则或者是大肿瘤，纳米刀都能对其进行彻底消融，治疗区和非治疗区域泾渭分明。⑤治疗区域可恢复正常功能，纳米刀跟传统的消融模式不一样，凋亡的肿瘤细胞可被吞噬细胞清除，正常组织随后可再生与修复。⑥治疗过程实时监控，影像导航和监控精度高，有利于监控消融效果，并保障患者的安全。

由于纳米刀具有高安全性，不损及管道和神经，对于靠近血管、胆管、胰管、肝门结构等危险区域的肿瘤，以及前列腺肿瘤或者脊椎附近的肿瘤，纳米刀均能进行安全而有效的治疗，因此相对于射频、微波和激光消融技术来说，适应证更为广泛（图 8–7）。

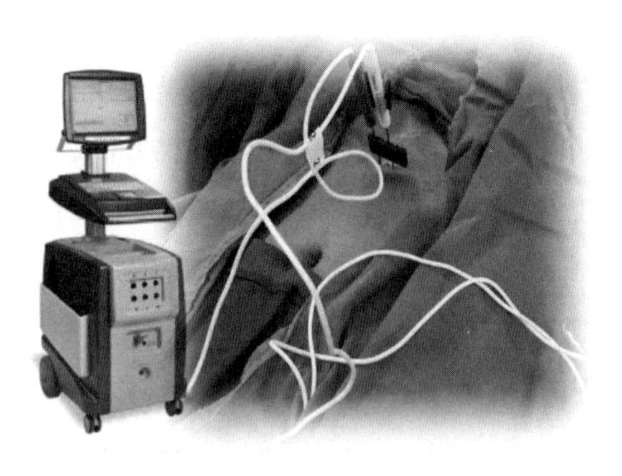

图 8–7　纳米刀消融场景组合图

为什么无水酒精也有消融功效

无水酒精，亦称无水乙醇，是指浓度为 99% 以上的酒精。将如此高浓度的酒精注射到病变组织以后，也能起到消融治疗的效果。

无水酒精消融属于化学性消融技术，与前述的物理性消融技术的原理完全不同。

无水酒精注射（PEI）于1983年由日本学者Sugiura首创用来治疗小肝癌，我国学者随后引进国内应用，其实是我国最早开展的肿瘤消融治疗方法，比射频消融、微波消融、冷冻消融的历史都要长，是早期肿瘤介入治疗的重要方法之一。由于小肝癌一般具有包膜，从而阻止乙醇向周围正常肝组织扩散，故＜3cm的小肝癌疗效较好。不过，近年来，随着越来越多的消融新技术得到开发应用，PEI在临床上的应用已经逐渐落入下风。

无水酒精具有高度亲水性，将它注入肿瘤组织后，肿瘤细胞及附近的血管内皮细胞将迅速脱水，蛋白质变性凝固，从而导致肿瘤细胞缺血坏死，故能够有效地促使瘤体生长减退甚至停止，从而具有消融的功效。

PEI既可应用于实体性的肿瘤性病变（如良恶性甲状腺结节、乳腺肿块、肝癌、肾癌、子宫肌瘤等），也可应用于囊性肿瘤及肿瘤样病变（如肝囊肿、肾囊肿、卵巢囊肿，还有血管畸形等）。要注意，在对囊性病变实施无水酒精消融术时，应该先将囊液抽出来，再将无水酒精注入，否则酒精稀释，效果就难以实现。

子宫长肌瘤，就该切之而后快吗

子宫肌瘤是最常见的生殖系统良性肿瘤，没有之一，主要由平滑肌细胞增生而成，也含有少量纤维结缔组织，故常被称为子宫平滑肌瘤或子宫纤维肌瘤，简称子宫肌瘤。

子宫肌瘤是良性肿瘤，恶变概率很小，有些还有自行萎缩的趋势，所以，如果肿瘤不大，没有症状，不一定非得马上处理。但假如出现明显症状，也就是所谓的“症状性子宫肌瘤”，就不能听之任之了。一般说来，如果肌瘤直径大于 5cm，有明显的经期延长、经量增多，甚至出现严重贫血，明显腹痛或者性交痛，尿频、尿急、排尿及排便困难，因肌瘤而致不孕，或生长迅速有恶变可能，就必须进行治疗了。

不过，必须注意：症状性子宫肌瘤确实应该接受治疗，但并不见得必须切之而后快。是否要切除子宫，要根据各方面的因素来分析。除了肌瘤大小、数目、部位、生长速度之外，还得考虑是否有生育要求等因素。所以，虽然切除子宫的手术相对简单，但实施时一定要慎重。部分患者采取药物治疗，比如口服甲基睾丸素，或用中成药橘荔散结丸，效果也不错。

近年来，子宫肌瘤的微创介入治疗越来越受欢迎，以子宫动脉栓塞术（图 8-8）最为经典，特别是对开刀手术难以处理的多发子宫肌瘤、后壁肌瘤等，更有优势。另外，海扶刀、磁波刀等新型疗法，也显示出良好的应用前景。介入疗法的推广应用，可在很大程度上免除手术切除的必要性。

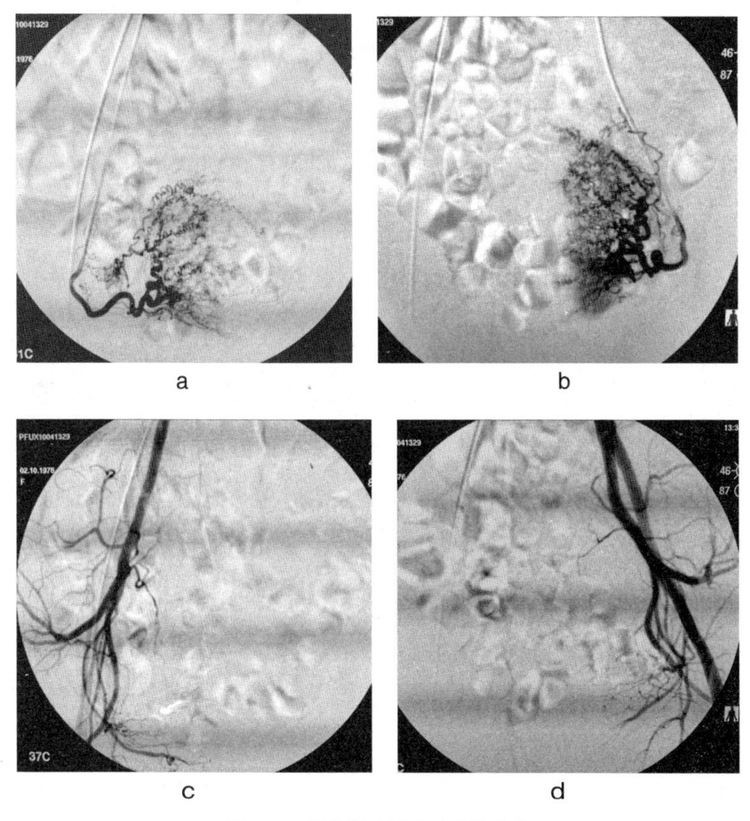

图 8-8　子宫肌瘤子宫动脉栓塞术

a/b. 双侧子宫动脉造影提示肌瘤血供丰富；c/d. 子宫动脉栓塞后分别行双侧髂内动脉造影示子宫动脉栓塞满意。

肝血管瘤必须手术切除才行吗

如果上网搜索，你会发现，有关肝血管瘤的内容还真不少。很多“专家”认为，肝血管瘤是肝内最常见的良性肿瘤。其实，更严谨一些来说，肝血管瘤只是由众多薄壁血管组成的海绵状异常血管团，找不到与正常细胞有区别的肿瘤细胞，所以它并非真正的肿瘤，而是一团杂乱交织的畸形血管。

既然肝血管瘤并不是肿瘤，那么它也就不存在恶变成恶性肿瘤的风险。同时，许多肝血管瘤有自限倾向，也就是说有可能长期保持在 5cm 以下，对人体健康和生命不构成直接威胁，通常也没有症状。所以，从这个意义上来说，肝血管瘤并非一定要手术切除，而是可以与它周边的正常肝组织长时间和平共处的。

不过，假如有人认为肝血管瘤不用管，那也不对。因为，部分肝血管瘤有不断发展的趋势，甚至可能长到 10cm 以上，极个别的可达 30cm 以上。这么大的“瘤”当然就会压迫肝内胆管、血管甚至周边脏器，从而影响其正常功能的发挥了。所以，大的血管瘤可有肝区胀痛、胃区饱满、消化不良等症状，巨大的血管瘤（特别是靠近肝包膜的）还存在破裂的风险，有可能因腹腔大出血而威胁生命。个别病人因血管瘤巨大伴有动静脉瘘形成，还可影响血液循环，回心血量增多，导致心力衰竭。

那么，针对症状性的肝血管瘤，以及有可能诱发严重后果的肝血管瘤，当然就应该根据病情积极治疗了。由于目前还没有可以治疗肝血管瘤的特效中、西药物，所以想靠吃药来消灭肝血管瘤不太现实。接下来就要考虑外科手术切除的问题，虽然多数肝血管瘤是外科手术切得下来的，但在微创介入完全可以处理的前提下，“必须手术切除”的说法就不见得仍然正确了！

如今，对于必须处理的肝血管瘤，介入治疗是值得推荐的新办法。因为介入治疗属于微创手术，不须开刀，只需要插条细小的导管到肝内动脉，对畸形血管团进行栓塞硬化，大致一次简单操作就可解决问题，既方便安全，又快捷有效（图8–9）。

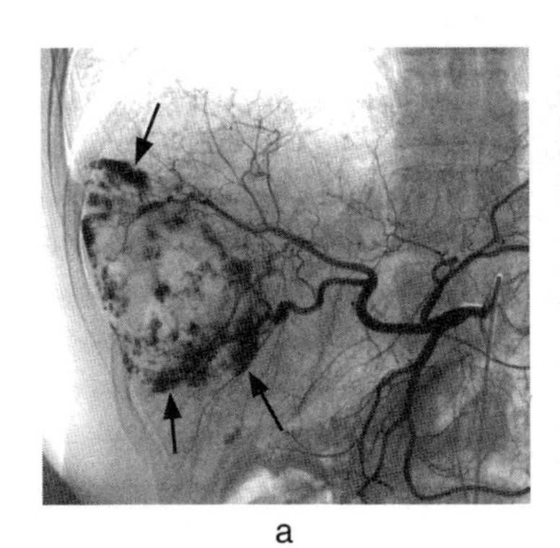
a

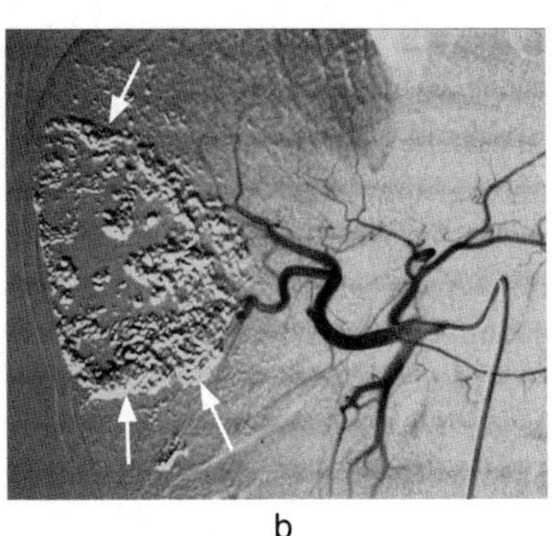
b

图 8–9　肝血管介入治疗

a. 肝总动脉造影提示肝内巨大血管瘤（黑箭）；b. 栓塞后复查血管瘤已被栓塞剂填充完全（白箭）。

第九章

脚痛腿肿，介入治疗已成首选吗

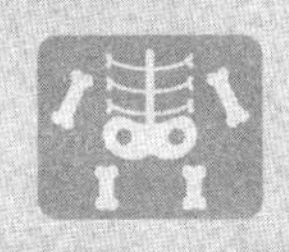

俗话说，人老腿先老。人到了老年，腿脚往往就不再那么灵光，出现脚痛、腿肿的比比皆是。不过，出现脚痛、腿肿，可不只是老年人的专利啊！对于因血管性疾病而引起的脚痛、腿肿等临床问题，微创的介入扩通术确实已经成为治疗的首选方案。

突然脚痛，为什么要急诊做介入

2019 年 12 月 7 日晚 23 点，广州中医药大学第一附属医院急诊科医生给介入科值班医生打来电话说："刚刚接诊一位 60 多岁的崔姓老人，半天前突然出现左下肢剧烈疼痛、无法行走，检查发现皮肤冰凉、脚趾紫绀，看来你们不能睡觉了，赶快来吧！"

介入医生紧急响应，了解到患者是被家人送来急诊的。这位老崔同志有多年的心脏病和高血压史，1 年前被诊断为房颤，还因此而服用过一段时间的华法林抗凝。近段时间自已觉得没有什么事，长期吃那么多药也很烦人，就自作主张将华法林停了！哪知道，突然来了这么一出。

根据典型病史和临床表现，介入科医生判断老崔就是房颤的血栓栓子引发了下肢动脉急性闭塞，目前左下肢的缺血状态已经很严重，必须尽快解除才行。因此，立即组织急诊介入团队，为老崔做了介入插管造影，诊断马上得以确立，真的是左下肢的股动脉被血栓完全堵住了！于是，后续的取栓和经导管接触式溶栓等介入操作立即展开，很快就让老崔业已中断的左下肢血运得以重建（图 9–1）。老崔马上反馈说，左下肢感觉热乎乎的，舒服多了。正是因为急诊介入处理，避免了老崔因肢体缺血坏死而不得不截肢的严重事件发生。

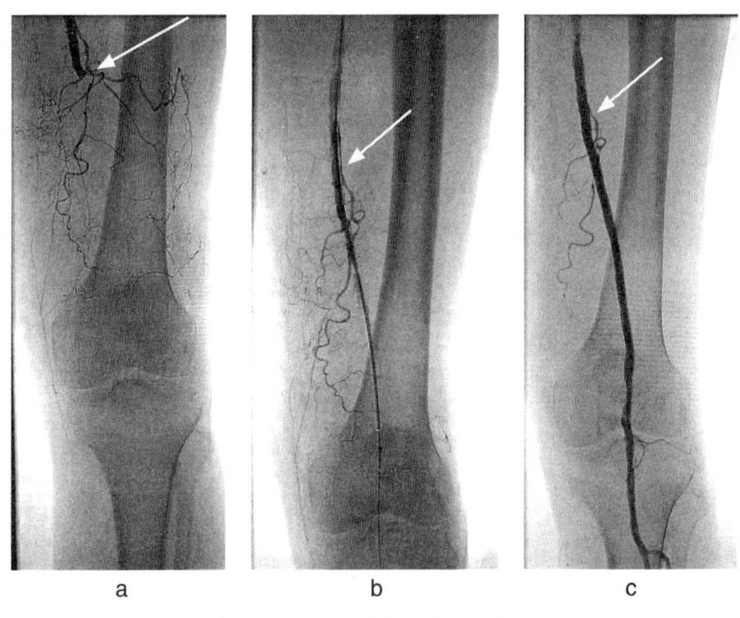

图 9–1　股动脉栓塞介入治疗

a. 左下肢动脉造影提示左股动脉栓塞（白箭），仅有细小侧支向下供血；b. 血栓抽吸溶通栓塞处后仍血流缓慢、管壁毛糙（白箭），提示存在硬化狭窄基础问题；c. 支架植入后股动脉主干血流畅通（白箭）。

房颤是常见的心律失常，表现为心房发生快速无序的小幅颤动。房颤时，本来齐心协力向同一方向搏动排血的心房肌肉就像一群散兵游勇，各顾各的，血液无法有效泵出去，就容易滞留在心房内逐渐形成血栓。这些血栓很危险，因为它们脱落下来后，会随着血流四处漂浮，从而出现栓堵身体各部位动脉血管的严重事件。

无论是像老崔这样的栓堵左下肢动脉，还是栓堵脑动脉、肠系膜动脉或者心脏本身的冠状动脉，都会表现为急性栓塞。如果不紧急介入处理，后续的肢体坏死、脑梗死、心肌梗死或者肠道坏死等严重后果就将难以避免，进而危及生命。

真有“腿梗”的说法吗？如何判断轻重

“心梗”和“脑梗”大家都很熟悉，但听说过“腿梗”的人可能就不多了。真有腿梗这么个说法吗？

其实，所谓心梗，就是因为心脏冠状动脉被堵，心肌缺血坏死；所谓脑梗，就是因为脑动脉被堵，脑组织缺血坏死；而下肢的动脉照样可以被堵，同样可以发生缺血性坏死，这不就是腿梗了么？

不过，心和脑，在人们心目中的地位比较崇高，而双腿似乎只是差役，因些也就常常被人疏忽。其实，我们的双腿劳苦功高，当它常常麻木、疼痛、冰凉、乏力，这就是在向你求助，希望得到你的关怀。如果等到腿梗，已经缺血坏死才想起治疗，那可难逃截肢的命运！

医学上将下肢动脉硬化闭塞症分为四期，可在一定程度上反映下肢动脉的缺血程度。

第一期为轻微主诉期：患者感觉下肢发凉、怕冷，可有麻木感，晚上睡觉时总觉得脚部不暖和，走路时下肢容易疲劳。

第二期是间歇性跛行期：这是下肢缺血的特征性表现，病人走过一段路后，下肢的酸痛、无力、沉重感会越来越明显，必须停下来休息才能缓解；继续行走一段距离后，症状会再次出现，如此反复。病情越重的，每次行走的距离就越短。

第三期为静息痛期：症状更重，别说走路了，就是不走路也会出现腿痛，这类疼痛往往夜间加重，病人不得不采取下垂下肢的方式以获得些许缓解，常常是彻夜难眠，十分痛苦。

第四期为组织坏死期：这就是真正有了腿梗，有部分组织坏死出现变黑、溃疡，往往是肢端开始，然后向上蔓延，如合并感染，可有化脓及恶臭渗液，并可有发热等全身表现。

腿肿有哪些病因？与血管也有关吗

腿部出现浮肿，也是相当常见的临床症状之一。

腿肿的原因很多，重要脏器（心、肝、肾等）的功能不全就是重要原因，有些内分泌疾病也常引起下肢水肿，另外还有一些“特发性”水肿，原因不明，可能与老年人皮下组织间隙疏松、水分容易渗入组织间隙等因素有关。

前述这些腿肿的原因，属于腿部以外的全身性因素。因腿部以外的原因造成的腿部肿胀，常常表现为双侧对称性，可以通过相关检查检测，做出诊断和鉴别。

而另一些腿肿，则与腿部本身的问题有关，属于局部性的因素，常常表现为单侧性的腿肿。比如，下肢的感染性疾病（蜂窝织炎、淋巴管炎、丝虫病感染、血管炎等）就常可见到单侧下肢肿胀的表现；外伤引起皮下出血、血肿，也可有单侧下肢肿胀的表现。

目前，最重要和最常见的单侧性腿肿因素，要算下肢深静脉血栓形成（图 9–2）。所以，腿肿与血管的关系其实蛮大，注意将两者结合起来考虑，不但可以扩大诊断思路，提升治疗效率，还有可能避免因为疏忽而出现的生命危险！

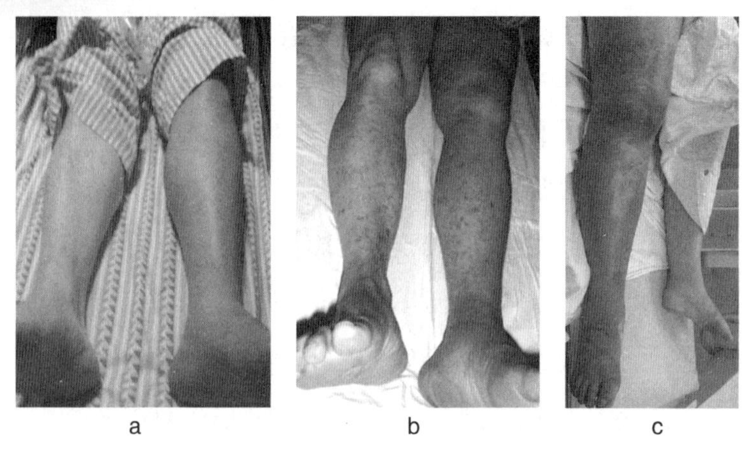

图 9-2 下肢不对称性肿胀

3 个病例均被证实为下肢深静脉血栓形成。a. 左下肢肿胀发亮；b. 左下肢肿胀且伴皮色加深；c. 右下肢显著肿胀，呈典型的股青肿状态，病情更为危急。

静脉血栓有生命危险？是开玩笑吗

静脉血栓有可能夺人性命，还真不是开玩笑！

因静脉血栓而致死的事例并不罕见。其实，在本书的第五章，我就说过这样类似的病例；如果缺乏相关知识，处理不及时、不妥当，患者的生命随时可能中止。所以，看到单侧下肢肿胀，考虑为下肢深静脉血栓形成，我们就应该警惕起来，并积极进行必要处理。

为什么静脉血栓有可能危及生命呢？

在静脉内流动的血液全部要回流到心脏的右心房，然后由右心室收缩推送到肺动脉去，通过血－气交换变成动脉血后流入左心房，由左心室收缩排到主动脉，向全身供血供氧，这是血液循环的简要过程。

想想看，下肢静脉内有血栓，受到挤压或自身崩解，一块块的血凝块从静脉壁上脱落下来了，它就像是水中的鱼儿一样，会顺着血流向心脏方向流动，是吧？在这个流动过程中，静脉管腔是逐渐增粗的，如果没有滤器阻挡，它会一直漂向心脏。心腔更大，血栓块也存不住，会继续顺着血流漂到肺动脉，而肺动脉是越分越细的，血栓块就被卡住，也就是说血栓会把肺动脉给堵住了，发生了肺动脉栓塞（参见图 5–6），血－气交换不能进行，人就可能因缺氧而死。这就是静脉血栓最大的危险。

脚痛腿肿，只有老年人才会发生吗

如果你真这么认为，那么你真的就算是陷入误区了！

年轻人，你可要警惕啊：别以为血栓性疾病离你很远，别以为脚痛腿肿只是老年人的专利。我作为医生，目前几乎每天都在与血栓打交道，遇到的病人，既有老人，也有年轻人；既有男人，也有女人。无论是动脉性的血栓，还是静脉性的血栓，都已经司空见惯。没有人生来就有“免死金牌”，必须改正不良习惯、不良生活方式，必须有一些基本的医学常识，以免将小的潜在问题演变为难以逆转的巨大伤害！

为什么要谈血栓这个话题，当然是因为血栓危害不小，但同时又可防可治。比方说，不要老是在电脑桌旁、麻将台前不起身，经常性地起来走走，在独处的时候不妨多抬高下肢休息一下，就是预防下肢深静脉血栓的有效办法。再比如说，已经有动脉硬化的患者，要注意戒烟、适当用药，有肢体乏力、发冷发凉、间歇性跛行等症状时，就需要医生帮你检查一下，及时介入处理，以免血栓形成急性闭塞，这也是预防肢体缺血的办法。

本书第五章，我谈过“经济舱综合征”。其实经济舱综合征并不仅限于乘坐飞机经济舱时会发生，久坐不动、长期赖床、外伤手术、肢体炎症、怀孕分娩，这些因素，都可能诱发下肢深静脉血栓。存在这些因素的人，也远远不仅限于老年人啊！

腿部血管被堵，介入扩通是首选吗

想想看，腿部血管被堵后，可以通过什么方法来解除堵塞？

首先要考虑的当然是内科药物治疗，比如抗凝、溶栓，有时很有效。但是，由于敏感药物本身就不多（亚急性和慢性血栓已经很难溶解，而脱落的斑块等栓子，更无溶解药物），而血管被堵后，就算有敏感药物，也难以通过血流到达被堵住的地方，药效难以发挥，疗效当然有限。

其次，我们来分析一下外科手术治疗，把血管切开，将堵塞物取出来。但血管是长条形的，血管被堵住后，具体堵塞的平面和位置又很难通过临床检查来确定（有侧支交通等因素），要切开来探查和处理，创伤常常大到难以估量，术后再次诱发血栓形成、管腔再闭塞、出血、血肿等并发症的概率也可能非常大。不妨思考一下：遇到水管被堵时，应该从哪里砸开墙壁换管子？

而在这样的情况下，介入治疗的微创优势、局部高浓度药物应用等优势就充分体现出来了。介入扩通，包括腔内开通、血栓溶通、斑块旋切、血管扩张成形、支架植入等多项介入具体技术，是一个比较大的概念。所有这些介入技术，都无须开刀，只用一根纤细的穿刺针插入血管，再经导丝辅助，就可以将导管、球囊等介入器械顺着血管，通达各处，实施针对性的介入处理。

所以，目前对于腿部血管被堵塞后的治疗处理，首选微创介入方案（图 9-3）已经逐渐成为越来越广泛的共识。这也如同下水管道被堵时，肯定会优先选用“管道疏通器”去清除杂物，是一样的道理。

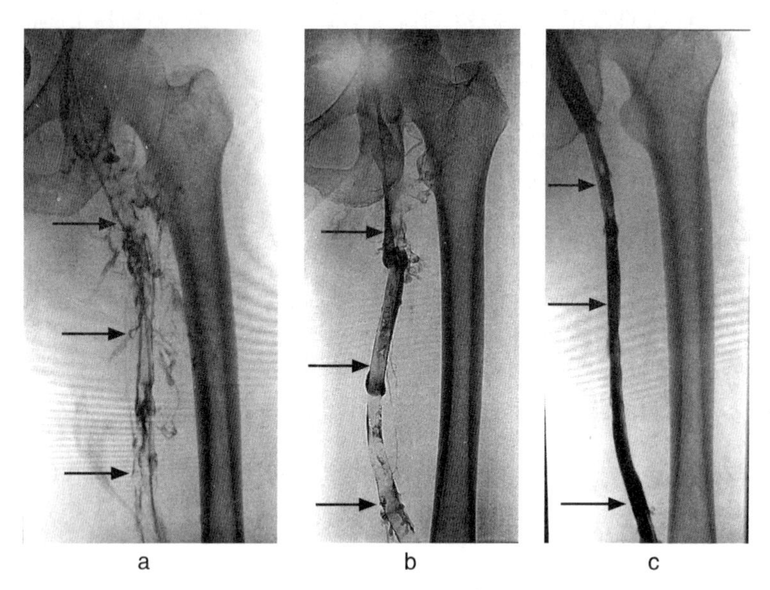

图 9–3　下肢静脉血栓形成介入溶通

a. 插管造影提示左股静脉大量充盈缺损（箭）；b. 经血栓抽吸后复查血栓负荷明显减少；c. 再继续抽吸并配合局部溶栓，左股静脉血栓基本消除，血流得到恢复。

介入扩通的具体治疗技术有哪些

血管被堵，目前的共识就是争取尽快用微创介入的方法，将堵塞血管的东西清除以恢复血流。

然而，栓堵血管的病理性质有不同，栓堵的部位和程度也有区别，因此也就有多种多样的具体介入技术方法可供选用，不能千篇一律。

其一，经导管溶栓术。即通过导管在血栓内部注射溶栓药物，如尿激酶等，一边注药一边推进导管，步步为营，溶栓效能较全身用药可呈几何级数提升。

其二，血栓抽吸清除术。这是机械性方法，最简单的是将导管插入血栓内，利用大注射器手动负压抽吸，可以将比较新鲜的血栓抽吸出来，使堵塞的血管重新恢复通畅。当然，近年来有一些利用流体负压、旋转切吸原理设计的专用血栓清除器械，大大提高了血栓清除效率。这种办法，对不宜溶栓的患者，或不能溶解的其他栓子也有效。

其三，血管斑块旋切术。这种办法主要适用于动脉硬化闭塞症，由于动脉管壁沉积了大量无法被药物溶解，也无法抽吸出来的粥样斑块，只能通过机械的办法开通。类似的办法还有通过激光或超声能量来粉碎斑块，从而开通血管。

其四，血管成形术。主要是指用球囊导管插到已经初步开通但仍然明显狭窄的病变血管部位，然后充盈球囊，使狭窄处被动地扩张，从而恢复血管的腔径。

其五，支架植入术。这种方法一般只应用于血管成形术之后，为了防止血管塌陷、狭窄和闭塞再次发生而采取的应变措施。

当然还有一些其他方法，如导丝钻挤、双向会师、内膜下开通、超声溶栓、导管碎栓术等，今后一定还会有更多的先进器械和技术不断涌现。让我们拭目以待吧！

溶栓抗凝风险大，可以做介入吗

当然可以。前面讲过，介入治疗有多种技术手段，可以根据患者个性特点来优选方案。

对于下肢血栓性疾病来说，肯定要首先考虑溶栓、抗凝等内科治疗方式，但全身大量应用这些药物，出血的风险不容低估，特别是近期有溃疡出血或颅内手术史的病人，甚至禁忌使用溶栓抗凝药。那么，矛盾就显得尖锐复杂起来：不溶吧，血栓在进展；溶吧，出血风险太高！

别急，介入疗法考虑过没有？

通过微创穿刺、插管、血管造影，明确诊断后，将导管插到血栓内进行直接接触溶栓，是安全有效的积极介入方法之一。由于直接在血栓内部用药，局部药物浓度高，溶栓效能提高了，药量就可以显著减少，出血危险性当然就会小很多。同时，由于血栓得以迅速溶解，并开通更多的侧支循环，也能较好地保存患肢近端深静脉瓣膜，减少血栓形成后综合征的发生。

对于那些根本就属于抗凝溶栓禁忌的，介入方面还可以利用大腔导管或专用的血栓清除器械，完全采取机械性的血栓抽吸清除措施（图 9–4），以及对狭窄、粘连、压迫闭塞的血管进行开通、球囊扩张、支架植入等纯机械性的技术操作，不应用抗凝溶栓药物，岂不就能够完全避免由溶栓、抗凝药物所引起的副作用了么？

对于有抗凝溶栓禁忌，但下肢静脉血栓负荷较大，又难以接受机械性介入血栓抽吸清除的病人，单纯植入下腔静脉滤器，也是可选的妥协方案，可以预防由血栓脱落所引起的致死性肺栓塞。

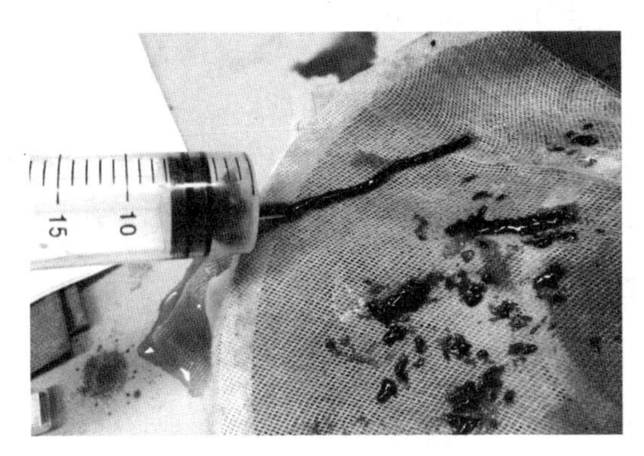

图 9–4　血栓抽吸

机械性血栓抽吸可减少或避免药物应用，防止药物不良反应。

下肢肿胀反复难消，还能怎么办

如果你有心观察，可能会发现有的人老是出现下肢肿胀，反反复复，长期难以完全消除，而且这样的病人总是以左脚为多。这是怎么回事呢？

原来呀，人的身体从外表看来大致对称，但内部构造却并不完全对称。比如，肝靠右，胃靠左，心又偏左，脾也在左，左肾较高，右肾较低，左肺两叶，右肺三叶，等等。

体内的血管也不完全对称：体内最大的动脉（主动脉）位于脊柱左旁，最大的静脉（下腔静脉）位于脊柱右旁。因此，由主动脉分出的右侧髂总动脉就会与汇向下腔静脉的左侧髂总静脉有交叉的位置关系，而右侧就没有这样的交叉，这就是左右肿胀腿发病率不同的结构性原因。

我们知道，动脉血压远比静脉压高，动脉管壁也比静脉管壁厚，所以，当动脉与静脉交叉时，静脉实在难以抗衡动脉，受到“欺负”就是难免的，严重时会被压得扁扁的（如动脉硬化迂曲、瘤样扩张，或相邻的腰骶椎有骨质增生）。当静脉受到动脉的压迫而血流淤积时，就很容易形成血栓，并进一步加重血流的淤积，形成恶性循环。

左下肢的血液主要是通过左侧髂总静脉而回流到下腔静脉，由于它常受右髂总动脉的压迫，故左侧下肢肿胀远比右侧常见。这种情况被称为“髂静脉压迫综合征”（也称 Cockett 综合征或 May–Thurner 综合征）。

那么，想要彻底解决左髂总静脉受压的问题，就应该想办法“扶贫济困”。具体的介入方案就是植入髂静脉支架，充当其“主心骨”，以抵抗相邻动脉与骨头的双向“欺负”（图 9–5）。

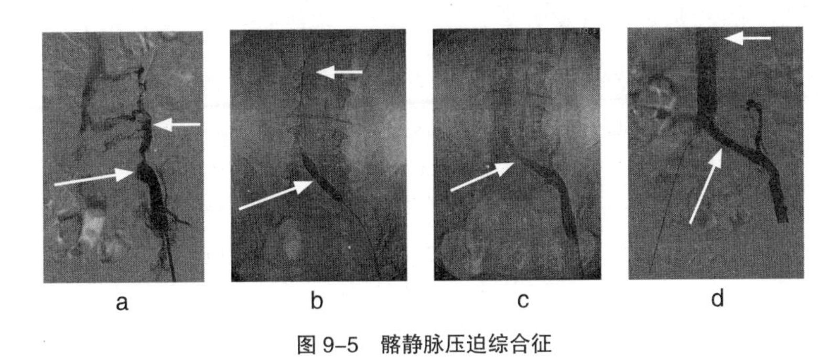

图 9–5　髂静脉压迫综合征

a. 左外髂静脉 DSA 提示髂总静脉血流受阻（长白箭），只能通过侧支回流（短白箭）；b. 球囊导管扩张时可见明显压迹（长白箭），证实存在髂静脉压迫综合征，图像上方可见下腔静脉滤器影（短白箭）；c. 球囊扩张后造影示髂总静脉恢复血流，但仍明显狭窄（白箭）；d. 支架植入后髂静脉受压迹象基本消除（长白箭），滤器不影响血流通过（短白箭）。

“蚯蚓腿”长期共存，可以不用管吗

2019 年 1 月 20 日，家住广州海珠区的叶阿姨出门买菜，回来的途中因公交车上人太多，叶阿姨只能站着，公交车经过一个弯道时，车上比较颠簸，叶阿姨突然感觉左侧小腿有一下刺痛，接着就觉得裤腿下有一股热流涌出。掀开裤子一瞧，发现小腿近踝关节处正在冒血，脚下已有一摊。叶阿姨被眼前一幕吓蒙，当即昏倒过去，幸得司机和热心乘客帮忙压迫止血，并将其送至广州中医药大学一附院进行治疗处理。

这是怎么回事呢？原来，叶阿姨是因为患上“蚯蚓腿”，皮下的曲张静脉自发破裂，出血了！“蚯蚓腿”其实就是下肢静脉曲张。据调查，约 1/3 人群存在下肢静脉曲张，随着年龄增长，静脉曲张程度会有加重趋势。另外，重体力劳动者、长期站立、肥胖、妊娠等因素也与下肢静脉曲张有关。下肢静脉曲张的主要表现，是可以看到腿部有蚯蚓状的迂曲静脉，故被形象地俗称为“蚯蚓腿”。随着病情进展，小腿部及足踝区可逐渐出现水肿、色素沉着、湿疹和溃疡形成。

由于“蚯蚓腿”的病情是逐渐缓慢进展的，患者很容易将其“熟视无睹”。叶阿姨就是这样，说发现静脉曲张已经 30 多年，虽然近年来越来越感觉其“不爽”，但想到既然都已经和平共处这么多年，早就习惯了，就没有将其当回事。这一路拖下来，竟然自发破裂了，竟然是被别人送来看急诊，真是没有想到！

我想提醒读者朋友们：下肢静脉曲张出现后，很难逆转或自愈，所以最好别拖。否则，随着病程进展，会陆续出现一系列并发症，严重的可以出现经久不愈的溃疡、自发性破裂出血、血栓性浅静脉炎和深静脉血栓形成，甚至有可能造成危及生命的肺动脉栓塞。

叶阿姨经此一难，也算明白了这个道理。在介入科接受了下肢静脉曲张的泡沫硬化治疗，溃疡逐渐愈合，从此与“蚯蚓腿”作了彻底的告别。

下肢静脉曲张的治疗方法有哪些

下肢静脉曲张的治疗方法，可以划分为几个层面。

首先是基础性治疗护理，比如穿着合适的弹力袜，注意适当的运动，避免诱发静脉曲张的因素等。其次是药物治疗，也称内科保守治疗，主要是用些消除静脉淤血、减轻淤积性皮炎的药物，如迈之灵、七叶皂苷钠片等，也可应用多磺酸粘多糖乳膏等局部涂抹。然后是外科手术治疗，具体术式有大隐静脉高位结扎剥脱术、小腿迂曲静脉切除，以及点剥术、环形缝扎术等等。最后是近年来所广泛推荐的微创介入治疗，包括泡沫硬化治疗、静脉腔内射频闭合术、微波闭合术和激光闭合术等。当然，选择手术或介入治疗，还得注意基础治疗或辅以药物治疗才更好。

最为简单微创的下肢静脉曲张的介入治疗方法是泡沫硬化治疗（图 9–6），用输液针头将泡沫硬化剂注入曲张静脉就可以了，无须麻醉就可完成。术后通过加压包扎处理，就可以自己走回家了。

当然，比较复杂或程度很重的静脉曲张，单纯泡沫硬化治疗就有点不够了，因此有可能需要插管、球囊阻断或栓塞后再注入泡沫硬化剂，或者需要联合射频、微波、激光腔内闭合术，有时甚至要考虑与高位结扎、多平面点剥、缝扎等外科方法联合。

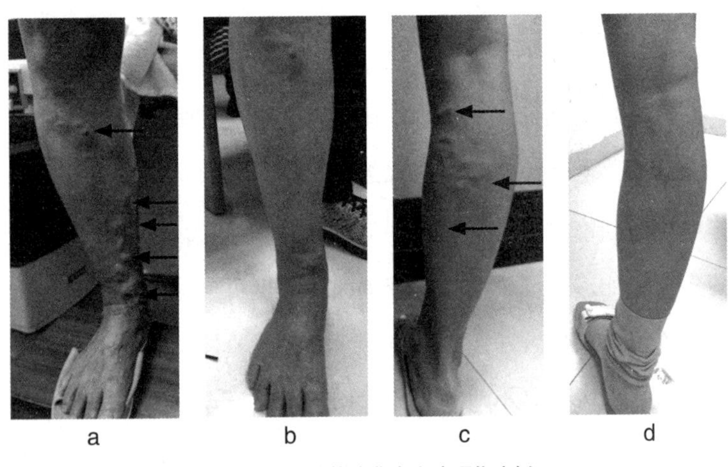

图 9-6　下肢静脉曲张泡沫硬化病例

a. 右下肢静脉曲张术前；b. 泡沫硬化 8 天后复查，曲张静脉基本平复；c. 另一例右下肢静脉曲张术前照片；d. 泡沫硬化 11 天后复查，曲张静脉已不可见。

下肢静脉曲张为何推荐介入治疗

当然是因为介入治疗简便安全、疗效可靠。如果曲张静脉的范围小、病情较轻，一般做一次泡沫硬化即可治愈。我们经常可以看到，注射泡沫硬化剂以后，原来曲张的静脉马上就变得扁平了，两周左右后，似乎就“换了一条腿”。如果拍个照片前后对比，真的是“效果看得见”！

需要指出，疗效好坏与患者的配合密不可分。术后一定要注意包扎的松紧度，回去后必须按要求穿好弹力袜，否则在曲张的血管腔尚未闭合之前，血液倒流，治疗的努力就可能付之东流。当然了，疗效好坏还与病情的严重程度相关，与治疗方案选择和由谁来实施操作，关系也很大。

介入治疗的本质特点之一，就是微创。这个微创的说法，可不是“噱头”，是真正的微创。下肢静脉曲张的介入治疗，微创到什么程度呢？就是做完手术操作，连局部麻醉都用不着。仅仅用我们平常输液用的针头扎进去，注射泡沫硬化剂，大部分病例就这样轻轻松松完成了，这还不算微创？是吧！

当然，有些病情较重或较复杂的病例，可能需要联合用到插管栓塞或射频、微波、激光闭合处理时，就会用到局部浸润、肿胀麻醉等手段，但伤口仍是毫米级的，还是属于微创手术操作。

另外，介入治疗的另一个本质特征就是有影像设备的引导，治疗起来就不会盲目，安全性可以得到很好的保障，安全性与有效性之间的平衡也可以达到更高的水平。

静脉曲张、静脉血栓，异同何在

首先必须明确，静脉曲张和静脉血栓是两个不同的概念，但又都是发生在静脉的病变。因此，它们既有区别，又有联系，有时候甚至相互影响、密不可分。

静脉曲张，是静脉发生迂曲和扩张，主要病变在静脉结构本身，在长的方向上变得迂曲延长，在横的方向上变得粗大扩张；而静脉血栓，则是静脉腔内被血栓充填，病变在血管腔内，是腔内血液由原本的流动状态变成凝固状态，并阻挡后续血液继续流动。

通常来说，静脉曲张多发生在下肢的浅静脉，而静脉血栓在下肢深静脉内发生的概率比较高。但是，下肢的交通静脉、食道胃底静脉、盆腔静脉等一些比较深在的静脉也可以发生静脉曲张；同样，下肢、上肢等处的浅静脉也可以有血栓形成。

另外，静脉血栓可以导致静脉曲张。临床上有一个“血栓形成后综合征”的概念，简称为PTS，说的就是由于静脉血栓形成后所造成的静脉曲张问题。为什么会这样呢？因为静脉血栓形成后，未能及时溶解清除的血栓机化变硬，会使静脉瓣膜遭受破坏，失去功能，不能有效保障静脉血的单向回流，血液持续倒流、淤积，下肢静脉内的压力不断增高，就会出现下肢静脉曲张。由静脉血栓形成所造成的静脉曲张，不能贸然实施泡沫硬化介入治疗，而要先处理深静脉回流不良问题后，再来回头解决。

那么，静脉曲张又会不会导致静脉血栓呢？同样可能。因为，曲张静脉内的血液长期淤积，就是造成静脉血栓形成的关键因素之一，如果又遇到损伤、静脉炎等状况，曲张静脉内就会更容易形成血栓。如果处理不当，还可进一步累及深静脉形成血栓，甚至导致肺栓塞的严重后果。

只是腿痛，为什么动我的腰椎间盘

有人问：人家腿痛，你说是下肢动脉缺血；而我腿痛，你说不是腿部血管问题，却为什么偏偏想要动我的腰椎间盘？

其实，腿痛只是一个症状，病因却可能有多种；而同一种疾病也又可能存在多种不同的症状，这就是疾病的复杂性。很多网友喜欢在网上简单提出一个症状，不提供其他资料，就要求医生给他开药；如果医生多问一句，就开始质疑医生，不免令人哑然失笑。我想，这就是不清楚疾病复杂性的表现，还得广泛科普，让更多人了解才好。

腰椎间盘突出症患者为什么会出现腿痛？因为，突出的椎间盘组织会压迫刺激到与腿部有关的神经根，从而表现出“坐骨神经痛”的症状。典型表现就是由臀部到大腿后外侧再到小腿甚至足跟部的放射性疼痛，可伴有腿部麻木、发凉，甚至出现跛行，有可能与下肢动脉缺血相混淆。

既然诊断为腰椎间盘突出症，治疗方案当然就不是去通血管，而是真的要动动你的腰间盘了！

对于腰椎间盘突出症的治疗，保守治疗其实是首选，如果药物内服、外敷或推拿按摩能够解决问题，是不应该考虑开放式手术或微创介入治疗的。当保守治疗一段时间被证实无效后，则需要优先考虑微创介入治疗。某些病例，微创介入也无法解决问题，开放式的手术治疗就是终极治疗方案。

椎间盘突出症的微创介入方式，包括臭氧髓核消融术、胶原酶髓核溶解术、经皮椎间盘切吸术、椎间盘射频热凝术（图 9–7）及经椎间孔镜下髓核摘除术等。介入微创手术具有安全、微创、高效、价廉、可重复等优点，已被越来越多的患者所接受。

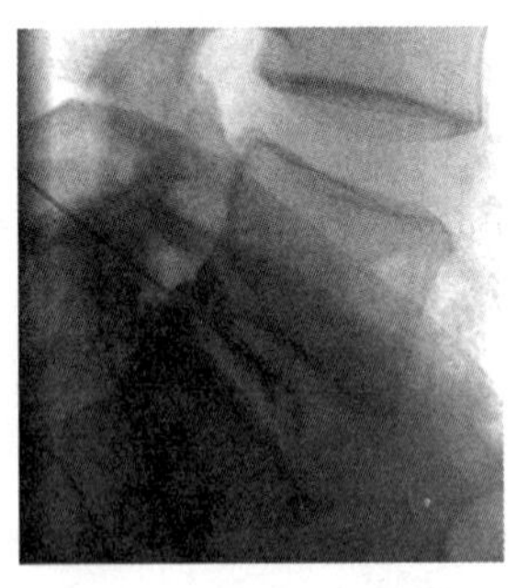

图 9–7　椎间盘射频热凝术

第十章

不孕不育，介入犹如观音送子吗

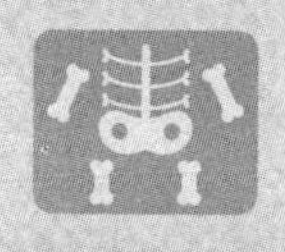

有人问："生孩子易，养孩子难，是真的吗？"从普遍意义上来说，当然是真的。大多数青年男女成婚后，十月怀胎、一朝分娩，按部就班，自然流程；而培养孩子过程很长，成本高昂，成为许多人不愿生孩子的"充分理由"。

然而，部分年轻夫妇，尽管生孩子的意愿非常强烈，但却往往事与愿违，非常艰难。不孕不育的苦恼，家庭破裂的隐忧，如此这般，辛酸自知。该向谁求助呢？

真是不孕不育？何时开始求助

有关不孕不育的定义，业界曾广有争议，就连教科书，在时间判断上也不一致。

目前，从方便理解的角度出发，大致可以这样说：夫妻有孕育意愿，有正常的性生活，一年了仍未怀孕，就可以考虑向医生求助了。如果检查发现是女方因素，就称为不孕；是男方因素，就称为不育。假如女方从未怀过孕，称原发性不孕；如果以前怀过，现再试孕 1 年了仍未怀孕，就可称为继发性不孕。

从上述的描述中，我们可以发现，这个一年的时间因素，对诊断有决定性意义。不过，怀孕是一个复杂的生理过程，需要以下条件：卵巢能够正常排卵，精液含有足够的正常精子，卵子和精子能在输卵管相遇并形成受精卵，受精卵顺利运送到子宫腔，子宫内膜适合受精卵着床，胚胎能够在宫腔正常发育等。能否孕育出下一代，主客观原因实在太多。因此，我认为不必焦虑于1年的时间，有时“让子弹飞一会”或许能够喜从天降，烦恼自消。以前定义不孕症，多数是以2年为限，也说明不必过于拘泥时间因素。

但假如自己觉得养育孩子的条件已经具备，但就是不能如愿怀孕，而且确实已经过了一年多，我认为就已经到了应该重视起来，到医院去看看的时候了。因为，目前医院的检测方法越来越多，判断男女各方的身体条件更为方便；而且，现今男女婚龄普遍延后，将备孕时间缩短，对早期干预更为有利。

不孕不育找介入科医生看有什么用

小张和小李婚前深深相爱，婚后甜蜜幸福，但最近却双双眉头紧锁，原来是双方老人在反复催：结婚好几年了，年龄也不小了，为什么还贪玩不生孩子？然而，两位年轻人既很委屈，也很纳闷：我们并没有做避孕措施，也很想拥有“爱情结晶”，可就是怀不上呀！

想生，而又老是怀不上，小张和小李的焦虑与日俱增。经过商量，他们认识到只靠自己冥思苦想、暗自努力终究不靠谱，还是到医院去吧！该看哪个科呢？

前面说过，不孕的原因，可以分为女方因素、男方因素和不明原因。首先女方因素，又分为解剖结构和功能两方面。盆腔、输卵管因素属于解剖结构方面异常，在不孕症的病因中占比例最大，大约占 1/3。通常表现为输卵管堵塞、积水、黏膜破坏、盆腔结构异常，或者输卵管发育异常等，导致精子和卵子在体内无法相遇，从而无法受孕。另一大原因是女性排卵障碍，包括持续性不排卵、稀发排卵等。排卵障碍者，卵巢内卵泡发育不正常，或者是有正常发育的卵泡但无法排出。有些女性排卵障碍是持续性存在，有些是暂时性的，受到情绪、压力、环境等因素的影响。

为了公平和快速查明原因，小张和小李分别去看了妇科、男科，妇科医生又推荐小李到介入科做了子宫输卵管造影，最后的结论出来了：女方小李有点问题，患上了“输卵管阻塞性不孕症”（图 10-1）。

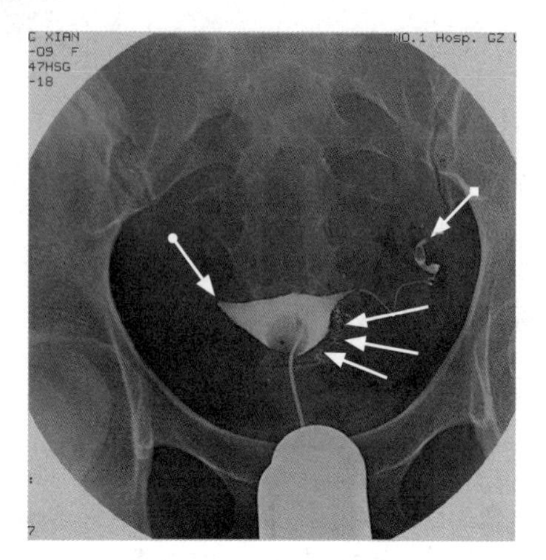

图 10–1　子宫输卵管造影

右侧输卵管峡部近端闭塞（圆尾箭），左侧输卵管壶腹部近段闭塞（菱尾箭），宫旁见间质逆流现象（箭）。

众所周知，子宫是孕育后代的场所，而输卵管就是卵子与精子相会的“鹊桥”。输卵管很脆弱、很纤细，一旦经受损伤，发生感染，就很容易出现阻塞。鹊桥断了，牛郎织女就相聚不了。不解决这个问题，想自然受孕生孩子，根本不可能。

问题的根源查出来后，介入医生征得小两口的知情同意，为小李施行了“输卵管再通术”，将其闭塞的输卵管重新开通。这确实是个妙招，不但不需要开刀，而且不需要麻醉，甚至也不需要穿刺，而是直接经阴道、子宫这条自然的孔道就到达了闭塞的输卵管部位，轻柔的几次往复式开通操作，闭塞处就顺利再通成功，为卵子和精子的顺利相遇创造了机会！

怀不上，都是女人的问题吗

这当然是偏见！但是，至今仍有很多人认为，生孩子就是女性的当然义务，有些地方的人甚至将怀不上孩子当成新媳妇的罪过，让指责和谩骂变成风俗，实在让人感慨不已。

我也可以举一个例子：小丁是家中独子，结婚四五年了，妻子小王的肚子仍然“不见动静”，婆婆的态度变了，时不时以“不会下蛋的鸡”来指桑骂槐，弄得小王非常郁闷，家族生活的氛围也逐渐变得冰冷。

小王也很自责，很想为老公的家族延续血脉。可是，去了好几家医院，做过多项检查，最终却没有发现什么有价值的线索，自己一切正常呀！

医生提醒她应该让丈夫也查一查，结果发现根源真的在丈夫小丁身上。原来，小丁是因为“精索静脉曲张”而造成精子质量不高，让妻子白白受了不少的“冤屈”。

小丁经过介入治疗，解决了精索静脉曲张的问题。一年后，当小王的婆婆终于如愿抱上大胖孙子后，开心得不得了；由于内疚，对小王也特别关照，一家人的生活其乐融融，羡煞旁人。

其实男性不育的现象并不罕见，原因多种多样，精索静脉曲张就是常见的原因之一。据统计，有 10% ~ 20% 的男性青壮年会发生精索静脉曲张（图 10–2）。当然，在这么多的人群中，很多并没有症状或者症状很轻微，可以不需要治疗。但如果曲张严重，引起明显症状（如阴囊增大、下坠感明显），特别是造成不育症，就应该接受治疗了。

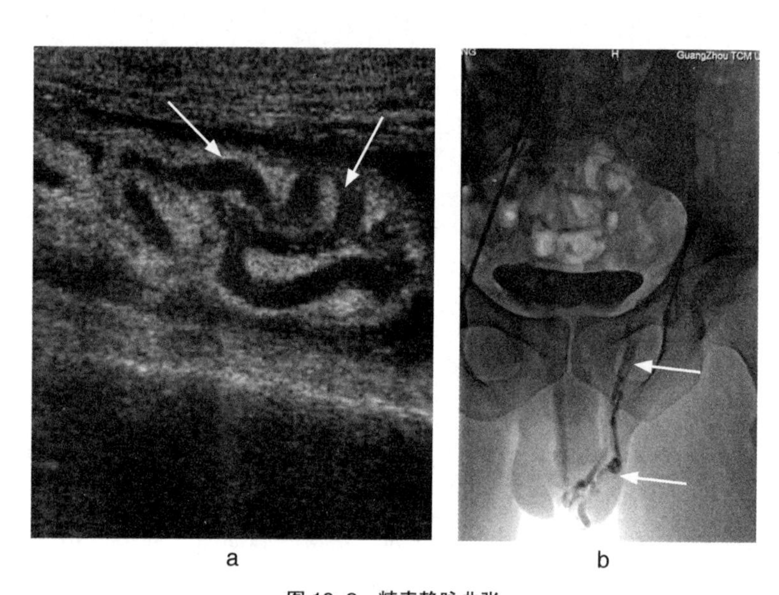

a　　b

图 10–2　精索静脉曲张

a. 超声提示精索粗大迂曲静脉（箭）；b. 精索静脉造影显示其曲张（箭）。

输卵管对于受孕到底有多重要

前面已经提过，输卵管就是卵子与精子相会的“鹊桥”。不孕患者中，大约有 1/3 的病因来自输卵管因素，占比最大。

因此，输卵管对于受孕来说，非常重要。

那么，输卵管有哪些功能与受孕有关呢？

简单说来，我们可以将输卵管比喻为：①精子的加油站；②精子、卵子的蜜月场所；③受精卵的前期保姆；④精子、卵子以及受精卵的轿车和专车司机。这里的每一个环节，全部都与受孕息息相关。

为什么将输卵管称为精子的加油站？因为精子进入输卵管后，必须获取输卵管分泌的营养物质（获能）后才能继续向前运动。

所谓精、卵的蜜月场所，当然是一个比喻，这跟前面趣谈的“鹊桥”异曲同工。输卵管的壶腹部，就是专门设计用作精子、卵子交会的“蜜月房”。精子、卵子结合形成受精卵后，“恩恩爱爱”地在输卵管“蜜月旅行”，目标是子宫方向，时间大约是 4 天。

输卵管为精子赋能，输卵管伞端又像温柔的手掌将卵子拉入怀抱，并让精子与卵子交会；受精卵在输卵管里向子宫方向运行，也是在输卵管的密切“呵护”下行进，并且接受输卵管分泌的营养物质供养。你看，在这些行为中，输卵管是不是既像保姆，又像轿车兼专车司机呀？身兼如此多的职能，输卵管的重要性不言而喻了吧！

如何能知道输卵管有没有问题

输卵管是纤细的管状器官，与其他管状器官（如食道、气管、尿道、动脉、静脉等）一样，看它的功能是否正常，最关键的，是看它是否保持通畅。

所以，想知道输卵管有没有问题，就可以通过检查输卵管是否通畅来得到答案。而想知道输卵管是否通畅，最可靠的检查方法，目前仍是在DSA机（或DR机、专用造影X光机）上进行的子宫输卵管造影（简称HSG，图10–3）。如果是准备做介入治疗，或为了进一步明确输卵管的通畅状态，介入性的选择性输卵管造影（简称SSG）其结果当然更为准确，但它并不作为日常诊断的常规。而其他的输卵管检查方法，还有输卵管通液试验、超声输卵管造影、磁共振输卵管成像等，各有特点，但在成像的清晰度和通畅程度的准确判断方面，仍然远远不及HSG，更不及SSG。

所以，假如怀疑输卵管性不孕，还是建议先到医院做个子宫输卵管造影为好。由于输卵管可以通过阴道、子宫这条天然的通道进入，不必经皮穿刺，用不着穿刺针，连局部麻醉的环节都得以省略，因此子宫输卵管造影是“无创”而又安全快捷的精准检查方法，还几乎无副作用。它能够判断宫腔形态、有无畸形、输卵管是否通畅及通畅的程度、阻塞部位以及盆腔有无粘连等问题。如果明确了输卵管阻塞问题，还可以立即经这条通路实施介入治疗，将其再通。

有些受不孕症困扰多年的病人，在完成输卵管造影后不久竟然成功怀上宝宝！也许是输卵管通而不畅，经过造影剂冲刷后，给精子、卵子顺利结合开拓出了坦途！惊喜吧？

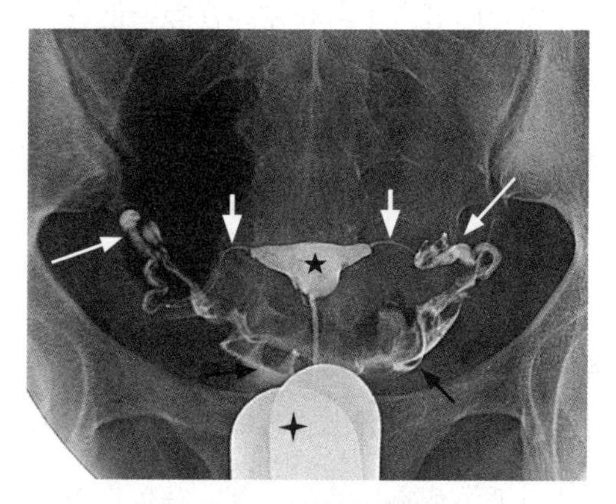

图 10–3　子宫输卵管造影

子宫形态大小如常（黑星），输卵管峡部（粗白箭）壶腹部（细白箭）通畅，对比剂可进入盆腔弥散（黑箭）。十字星处白影为窥阴器影像。

输卵管会因哪些病变导致不孕

简要说来，导致输卵管性不孕症的常见病因，包括输卵管炎症（慢性非特异性炎症多见）、输卵管结核、子宫内膜异位症、人工流产、药物流产、宫腔内操作、输卵管手术、卵巢手术等。

个别患者的输卵管问题，可能与生俱来，主要是输卵管发育不良（也可伴有子宫等的发育不良）。绝大多数病例，是后天性因素，主要原于各种病原菌的感染。近年来，人工流产、药物流产，特别是多次流产，还有因其他各种原因所进行的宫腔内操作，为病原菌进入子宫和输卵管感染创造了条件，同时为孕育健康的下一代造成了障碍。不洁的性生活、多性伴等，让淋菌性输卵管炎、衣原体、支原体感染的机会增加，最终也可导致输卵管阻塞。

经腹盆腔进行的妇科手术或其他手术，以及诱发的术后感染，还有盆腔炎、阑尾炎等，一方面可蔓延引起输卵管炎症，造成输卵管性不孕，另一方面，可能引起盆腔内的粘连，输卵管扭曲，同样可能造成输卵管性不孕。结核性的输卵管炎，大多为肺结核或腹膜结核继发而来，它对输卵管的影响深远，治疗棘手。另外，还有少数病例可能与输卵管肿瘤有关。

上述的输卵管性病变，最后将导致输卵管出现几种影像学上的表现：输卵管堵塞（又称不通）、输卵管通而不畅、输卵管积水等，可能为一侧性，也可能是双侧性。一侧的输卵管堵塞，怀孕机会显著下降，而双侧均堵塞，那当然就没有了自然受孕的可能。

有没有办法疏通阻塞的输卵管

当然，介入医生有办法！想想看，面对长段长段闭塞的血管，介入医生都可以顺利开通，闭塞的输卵管当然也有重新开通的可能。重新开通闭塞输卵管的介入技术，就叫作“输卵管再通术”。

输卵管再通术如何进行？具体的操作当然是由受过专门训练的介入医生来完成，非专业人士只需要了解基本原理就可以了。

首先，医生会经过严格的清洁消毒，从阴道向子宫腔送入介入治疗器械，在电视透视下进行子宫和输卵管造影，明确阻塞部位后，就要送入纤细光滑、具有一定刚度和柔软度的导丝对阻塞处进行反复轻柔的机械疏通。再次造影确认再通成功后，应经导管向输卵管内注入输卵管疏通液，以加强治疗效果并防止再闭塞。一侧成功后，同法再进行另一侧治疗（图 10-4）。这个手术是不需要麻醉的，基本不疼。再通成功后，医生还会通过导管往输卵管灌注消炎药和防止粘连的药物，进行输卵管冲洗，冲洗后会明显改善输卵管的内环境。

由于输卵管再通术可以通过阴道、子宫这条天然的通道，不必经皮穿刺，可以实现“无创”，所以用不着穿刺针，连局部麻醉的环节都得以省略。

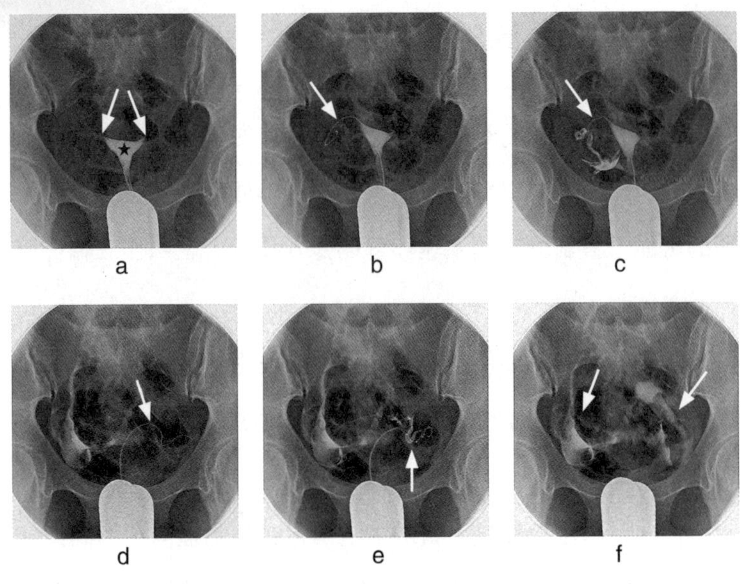

图 10–4　输卵管再通术

a. 子宫输卵管造影示子宫为正常的倒三角形（黑星），双侧输卵管不显示，提示近端闭塞（白箭）；b. 经阴道、子宫插入导丝（白箭）行右输卵管再通；c. 再通后右输卵管已能正常显示（白箭）；d. 导丝（白箭）再行左输卵管再通；e. 左输卵管已能正常显示（白箭）；f. 对比剂在盆腔弥散良好，提示再通术成功。

如今，介入医生还开发出了另一种方法，那就是臭氧治疗。介入医生在电视透视引导下，将导管插到输卵管开口，造影证实导管在位后，无须插入导丝进行机械性再通，而是经导管注入 30% 浓度的臭氧进入输卵管，就可以起到消炎、分解粘连的作用，立竿见影，对恢复输卵管的功能也有良好作用。

如何保障输卵管再通术的成果

各位朋友，当你看过前一节的介绍之后，会不会觉得输卵管再通术非常简单？的确，原理很简单，效果也比较可靠，经验丰富的介入医生可使再通成功率达到90%以上。

但是，假如你再问我：是不是每位医生都能取得如此高的疗效？是不是每位再通成功的女性都能如愿孕育出健康的下一代？那么，回答却是否定的了！

要注意：输卵管非常纤细柔弱，如果轻视训练，粗暴进行再通操作，不但很难再通成功，反而有可能对输卵管造成损伤。那该怎么办呢？

首先，做输卵管再通的介入治疗，要先配合医生完成必要的术前准备，要确定有没有不适宜介入治疗的情况，并等候到一个合适的时间（月经干净后3～7天）再进行，不能太焦急，欲速则不达啊！

其次，术中要注意无菌操作规范，并在影像监视下轻柔地进行。要充分亮出介入医生的“插管匠”功夫，善于眼、脑、手配合，提升操作效率，杜绝多余动作，以免造成损伤。

术后，应注意预防感染，宜沐浴而禁盆浴，禁性生活一周以上。介入治疗后最好能结合中医辨证，积极治疗引起输卵管阻塞的慢性炎症等原发病，及时复诊复治，消除诱发输卵管闭塞的因素，以防输卵管再次发生闭塞。

最后还得提醒一下：假如术后停经、考虑妊娠可能时，要及时进行早孕检查确定，明确是宫内妊娠还是宫外孕，并做出相应的后续处理。

介入栓塞输卵管竟然能够助孕

我想，大多数人看到这样的问题，至今还会觉得匪夷所思。怎么可能？你不是说过，输卵管特别重要，必须保证通畅才有孕育胎儿的可能吗？可是如今，你还嫌输卵管堵塞得不够，还要千方百计将其栓塞起来，还要美其名曰“能够助孕”，忽悠我的吧？

事情的确就是这么奇怪：明显特别矛盾的做法却是对的！

一般来说，输卵管阻塞了，当然就无法怀上胎儿；要想怀上，那就要找介入医生做一次介入，将阻塞的输卵管再次开通，这些都是对的。但是，医学在发展，情况有了变化，不能自然怀孕的，有多种助孕措施来帮忙，原有的“真理”已经不再那么准确了！

比如，输卵管病变太严重，无法再通或重建，就只能借助“试管婴儿”等新型助孕方式了。但是，有些患者是输卵管远端堵塞并大量积水，这些病理性液体却又可以通过并未堵塞的近段倒流入子宫，从而破坏宫腔内的受孕环境，让试管婴儿无法着床生长。

新情况下出现了新问题，介入医生们也就“与时俱进”地推出了新的解决办法——输卵管栓塞术（图 10–5）。参考血管栓塞的解决措施，在输卵管近端用弹簧圈或组织胶等栓塞剂进行堵塞，使远端的积水不能反流入宫腔，就可维持子宫环境的稳定，从而保障受孕成功。这个方法也不需要麻醉，在门诊即可进行，随治随走，是不是很神奇？

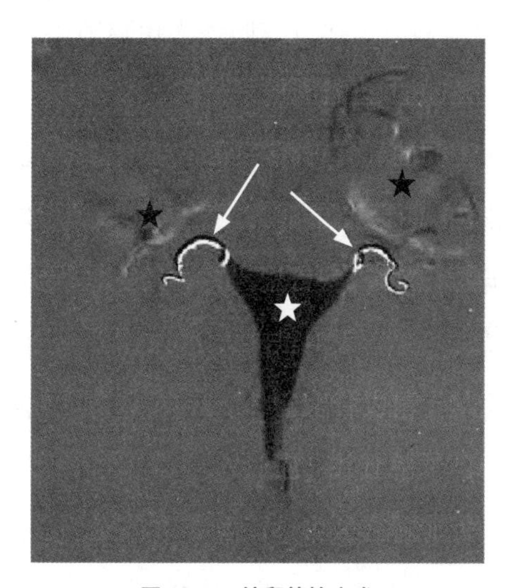

图 10–5　输卵管栓塞术

子宫输卵管造影减影图像，示子宫形态大小如常（白星），双侧输卵管栓塞（箭）后对比剂不能向远端流动，提示栓塞满意。可见双侧壶腹部积水（黑星）的背景影像。

还记得吗？我也说过：方便与其他治疗方法联合应用，是介入治疗的优势之一啊！当妇科、男科又有了新疗法、新情况，介入医生也许又有可能再次推出更好的配合术式，相互合作进一步提升疗效呢！

男性不育，介入也能插手干预吗

前面说过，不孕不育并非只关女性事，男方的问题也有不少。男性不育因素，大致可以归纳为生精障碍、输精障碍两大类。

生精障碍，也就是说精子的生成有缺陷，表现为无精、弱精、少精、精子发育停滞、精子畸形等。而输精障碍就是输精管路出现了问题，比如外生殖器发育不良、勃起障碍、射精障碍、逆行射精等。还有一些特别的情况，某些男性体内存在免疫异常，体内产生的抗体使射出的精子凝集而不能穿过宫颈黏液。

引起生精障碍的一个重要原因，是精索静脉曲张。也许一般人对这个问题无感，但精索静脉曲张其实相当常见，有10% ~ 20% 的男性青壮年存在这个病症。

我们知道，精子是在男性的睾丸中产生出来的。睾丸产生精子需要有相对低的温度环境，所以必须待在能够热胀冷缩的

“特制”囊内。男性的阴囊里面有两条“条索状组织”从腹盆部延续下来，称为精索，里面包含输精管、血管等组织。顾名思义，走行于精索中的静脉就叫作精索静脉。

当精索静脉曲张时，曲张的静脉饱含着淤积的血液，像蚯蚓一样盘曲在睾丸周围，会使睾丸处在较高的温度环境中；同时阴囊被曲张的静脉团撑大，失去调节温度的能力，也会影响精子的生成。因此，及时治疗精索静脉曲张，就是治愈此类男性不育症的最优方案。

患上精索静脉曲张，靠吃药打针难以见效，因为至今没有确实有效的药物。传统疗法是实施外科手术，将曲张的静脉结扎，但难以避免手术的创伤。微创处理精索静脉曲张，是介入科医生的“拿手好戏”；选择到介入科就诊，如今应该是精索静脉曲张患者的第一选择。

精索静脉曲张介入治疗怎样做

简单说来，就是在大腿根部消毒、局麻后，用穿刺针直接经皮穿刺股静脉，然后将选择性导管在电视透视监视下，经股静脉、髂静脉、下腔静脉、左肾静脉一直插到左侧精索静脉，造影明确静脉曲张的程度以及有无解剖变异等情况后，选择适宜的栓塞剂将其栓塞，血液就不会经其倒流而产生阴囊部位的精索静脉曲张了，患者也不会因为整天在两腿之间挂着个“大袋子”而行动不便了。

由于解剖结构上的不同，右侧精索静脉一般不发生曲张，故通常不需要栓塞治疗。但如果检查发现其存在曲张和血液倒流现象，同样可以将其进行介入栓塞。

需要注意的是，左侧精索静脉曲张有时与“胡桃夹综合征”有关。胡桃夹综合征又叫左肾静脉受压综合征，左肾静脉在回流入下腔静脉过程中，受到腹主动脉和肠系膜上动脉的双向挤压，出现血尿、蛋白尿、左腰腹痛和精索静脉曲张等一系列临床症状。这时，在介入栓塞精索静脉的同时，最好结合左肾静脉支架植入术，一并解决左肾静脉受压的问题，才能取得良好的疗效（图 10–6）。

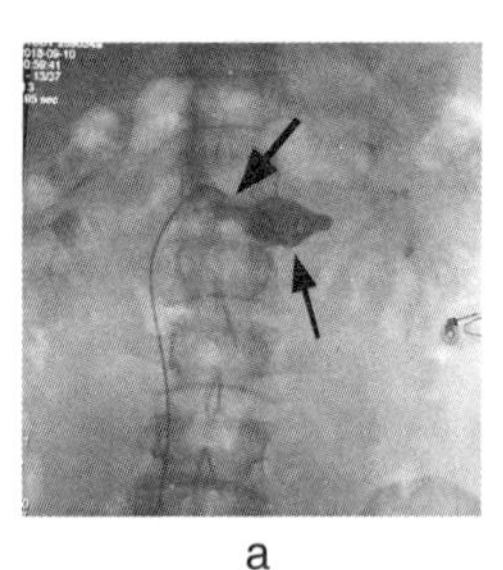

a

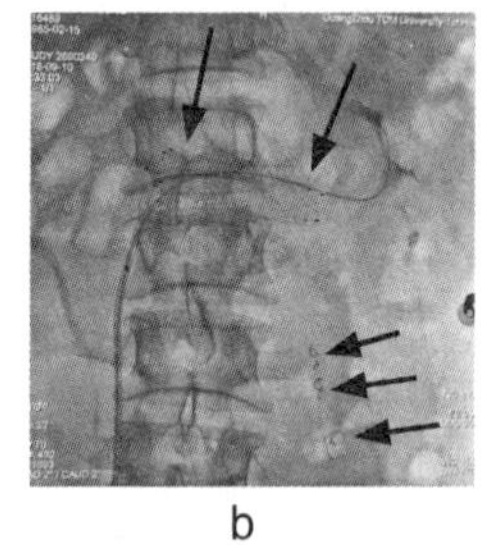

b

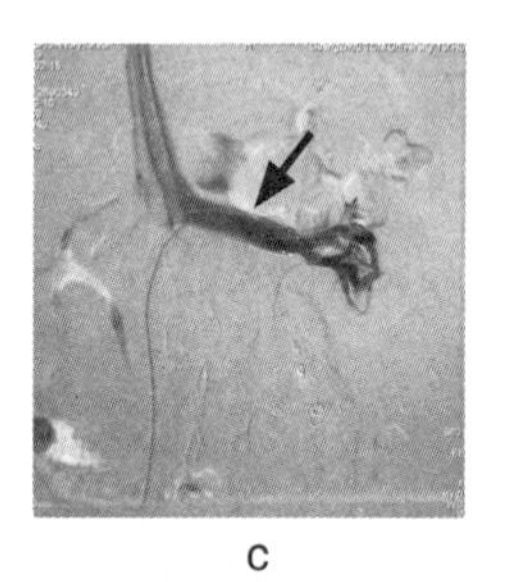

c

图 10–6　胡桃夹综合征介入治疗

a. 左肾静脉造影提示近端受压（粗箭），远段扩张（细箭）；b. 左精索静脉栓塞（短箭）并植入左肾静脉支架（长箭）；c. 左肾静脉造影复查提示原有受压及异常扩张征象均已消失（粗箭）。

当人们遇到不孕不育困扰时，常常希望“观音送子”。幸好有很多专业的医生帮助完成“送子”心愿，让新生婴儿的啼哭成为千千万万不孕不育家庭中最动听的美妙音乐！

因此，在本章最后，作为一名已经为不少不孕不育家庭带来欢笑的介入科医生，我想用自己原创的一首《七绝》来表达自豪：观音大士道如何？送子千家误漏多！幸有明医施妙手，神州万户稚儿歌。

第十一章

个性需求，介入领域无限广阔

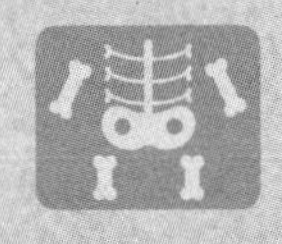

各位朋友拿在手中的这部介入科普专著，至此已经分章介绍了十个重要的方向。但是，还有许多涉及介入诊疗领域的问题，不好归到前面的章节，另外还有不少仍需继续探讨或完善的问题。于是，我又增加了这个章节加以收集，并给未来留下继续丰富完善的机会。

长期输液很痛苦，介入手术可帮忙

我先提个问题：如今有三大治疗手段，哪一种的创伤最小？我相信你们一定会脱口而出：内科无创，介入微创，外科巨创!

你看，回答得多好！开卷就是有益，学习就能进步，看来，各位对前面各章的内容并没有白看哈!

内科治疗采用吃药、打针的办法，基本上没有什么创伤；介入治疗是在影像设备引导下，用细小的穿刺针和导管等器材做手术，创伤轻微；而外科治疗是通过切开手术的方式治病，创伤当然就很大了。

然而，假如我多问一句：内科治疗打针真的无创、真的很轻松，就没有痛苦吗？恐怕答案就会很不一样，甚至有些人忍不住会落下泪来！

君不见，有些患者由于病情特殊，需要长期输液、注药，反复的静脉穿刺，手肿、脚淤已经成为常态，有时为了找到可以输液的血管，费尽心力都难以如愿；当患者又是年幼的孩子，反复找不到血管时的那种“孩子痛哭、家长痛苦、护士难堪”的状况，见过的人一定印象深刻；有些医疗纠纷甚至是医患冲突的事例就是因为这样的原因而引起！

从前，针对输液难的问题没有办法，患者只好忍着。但是，历史的快车早已进入21世纪，还在懵懂地受这样的场景困扰，就不能算作与时俱进了！

事实上，如今，找介入医生做个微创的小手术，就能从根本上解决长期输液找不到血管的难题——这就是输液港植入术。难道你真的还不知道这个信息吗？

当然，你真的不知道，也非常正常。毕竟科普宣传也不是全部能够有效地送达到所有人，闻道有先后嘛！而且，还有不少人从惯性思维角度，还习惯于一次性穿刺。还有的人会说，输液，不是可以用静脉留置针、用PICC（经外周静脉穿刺中心静脉置管）嘛，不植入输液港不行吗？

输液港已经成为输液用药的必需品了吗

当然不是！可不能断章取义走极端啊！

其实，一次性的静脉穿刺输液、静脉留置针和PICC技术至今仍有它们的用武之地。并不是所有需要输液的病人都要植入一个输液港，只是对于需要长期输液的患者来说，植入输液港，性价比很高啊！

所谓输液港，也称“植入式静脉输液港”，是一种完全植入皮下、可供长期静脉输液的血管通道。输液港由港体和留置软管组成，港体约一元硬币那么大，软管约有2mm粗。之所以将其称为“港”，大致是因为它犹如“港口”一样，是一个输液、用药的中转站。

输液港植入术是一个小手术。先经患者的锁骨下静脉、颈内静脉等处穿刺，将一条细小且可以长期留置于血管内的软管，插入上腔静脉（如果选择在股静脉等处入路则插入下腔静脉）靠近右心房的位置，然后把这条软管与输液港港体相连接。切开皮肤2 ~ 3cm，做一个皮下囊袋将输液港港体连同相连接的留置管完全埋植在前外侧胸壁的皮肤下面，把伤口缝合包扎后手术就完成了。

为什么输液港植入术通常由介入医生来完成？一方面是由于介入医生个个都是“专职插管匠”“插管能手”，另一个更关键的方面，是介入医生能够熟练应用影像设备（主要是电视透视），在影像设备监控引导下操作，植入位置准确而有保障，不太容易发生留置管移位、游走、折曲等意外的不良事件。

输液港植入后，不必等伤口愈合，马上就可以用来输液、用药。伤口愈合后，它就好像成为了身体的一部分，完全位于皮下，不容易造成伤口感染，洗澡和运动均不受影响，维护也很简单，甚至可以终身使用。当然，如果不再需要，也可以做个小手术将其取出（图 11-1）。

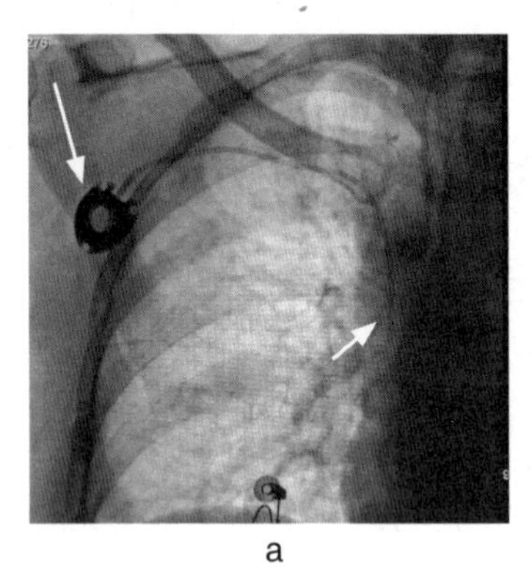

a

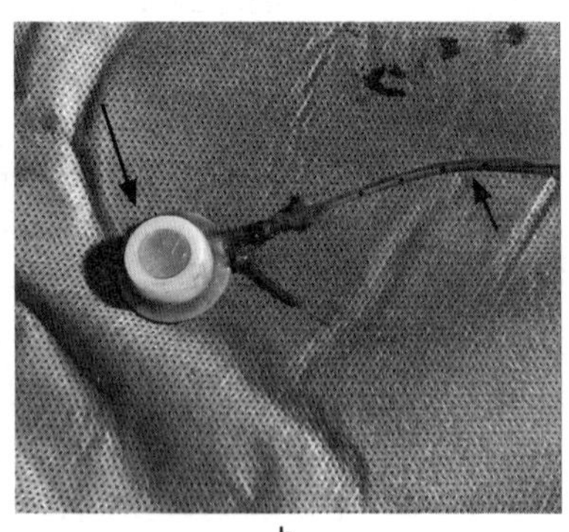

b

图 11-1　输液港植入与取出术

a. 输液港植入后 X 线平片，显示皮下的港体（长白箭）与管头位于上腔静脉下段的留置管（短白箭）；b. 照片图，可见刚被完整取出的输液港体（长黑箭）及其留置管（短黑箭）。

输液港有一定的厚度，一般隔着皮肤能看得见、更摸得着，比找皮下的静脉岂止容易一星半点？当需要用它来输液时，护士只需摸着它，用无创针直接一插到底就好，定位穿刺完全没有难度，“闭着眼睛都可以完成”，比“打屁股针”还要快捷而准确，只需要把领口打开一些就行了，多方便呀！

输液港竟然还可以输液到动脉里去吗

“输液港竟然还可以输液到动脉里去吗？”完全可以，只不过此时就不好叫作输液港，而是称“动脉导管药盒系统”为宜。其实，将导管药盒系统应用于动脉内的介入操作方法，更早应用于临床，输液港植入术应该算是受到其启发后的拓展应用了。

动脉导管药盒系统主要是应恶性肿瘤的局部化疗需要而开发出来的介入治疗技术，实现了一次插管、反复多次化疗的目的。而对于需要长期反复局部用药的其他疾病，也可以采用这样的方法来治疗，只不过相对来说，应用得比较少而已。

如果与输液港植入术相比，留置动脉导管药盒系统这样的术式，在应用数量上已经远远不及，体现了“此消彼长”的趋势，最主要的原因就是近年来静脉输液港植入术的应用已经越来越被大众所熟知，并乐于接受了。

输液港或动脉药盒可以留置多久呢？

几个月、几年都行。总之，一旦治疗目的达到，输液港或动脉药盒完成了使命，就可以通过一个小手术将其完整地取出来。假如输液港或动脉药盒长期留置，并没有出现什么并发症，患者觉得已经习惯于与其和平共处，或者不愿意承受取除输液港或动脉药盒时的手术痛苦，将它终生留置也是可以考虑的选项。

巨脾嗜血猛如虎，必须除之而后快吗

李大姐的身体状况近来年一直不太好，最近几个月更是每况愈下，时常疲惫发热，面色也失去了自然的红润，姣好的容颜逐渐憔悴，终于顶不住了，只得去医院检查！

化验结果显示李大姐不但有贫血，还有白细胞减少，血小板计数也很低；体检和超声检查发现李大姐有一个超出正常大小许多倍的“巨脾”！

脾脏是人体内的一个器官，与中医学“心肝脾肺肾”中的“脾”并不等同。脾脏的主要功能是清除血液中“老弱病残”的红细胞、白细胞和血小板，维持血液成分的正常、稳定。然而，脾脏增大后，清除上述细胞的能力也就水涨船高，功能过于强大，就是所谓的“脾功能亢进”，简称“脾亢”。

脾亢的危害在于“扩大了打击面”，它像无牙老虎，将许许多多“年轻力壮”的血细胞都“吃”掉了。白细胞减少，就容易发生感染，血小板减少则容易自发出血，而红细胞减少以及长期少量出血当然会造成贫血。

引起脾大、脾功能亢进的原因很多。肝炎后肝硬化是我国人群脾亢的最常见原因之一，其他的病因有病原微生物感染、自身免疫性疾病、地中海贫血、充血性心力衰竭、恶性淋巴瘤及急慢性淋巴细胞性白血病等，可引起继发性的脾大、脾功能亢进。还有少数病例，一直查不出明确病因，就被称为原发性脾功能亢进。

有了脾亢后怎么办？缺什么、补什么，输全血、输红细胞、输血小板，填补被过多消耗的“窟窿”，但这样填“无底洞”，补到何时才到头？因此，以往积极处理脾亢的手段，是用外科手术将整个脾脏切掉。

但是，“大刀阔斧”式的外科切脾法，无疑有很大的创伤，而且把脾的正常功能完全抛弃了！想想看，没有了脾脏，那些“老弱病残”的血细胞无法清除，血管中犹如多了许多垃圾，会诱发血栓等诸多问题。

还有没有更好的办法呢？答案是：当然有！这种好办法就是介入疗法——部分性脾栓塞术（PSE）——只栓塞显得多余的那部分（通常是 60% ~ 80%），留下维持正常功能的部分（图 11-2）。

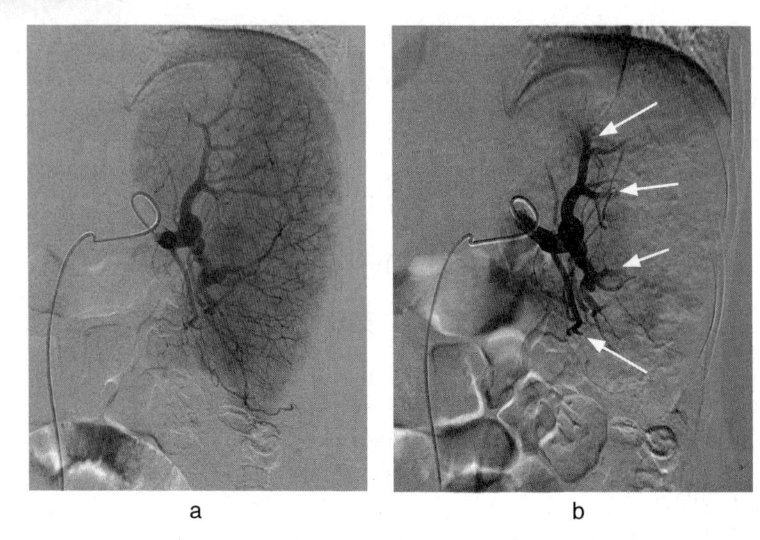

a b

图 11–2 部分性脾栓塞术

a. 脾动脉造影提示脾大，血供丰富；b. 栓塞后造影复查提示脾动脉血供大部被栓塞（箭）。

PSE 只需要局部麻醉皮肤，用铅笔尖大小的针穿刺股动脉，将导管在电视透视的监视下选择性插入脾动脉，造影确认后，再用合适的栓塞剂经导管注入脾脏下极及外周的脾动脉分支内，将其栓塞就算完成了。被栓塞的那部分脾组织，将会缺血梗死，最后被吸收，它那强烈的吞噬血细胞的功能也就随之而灭失，治疗作用也就实现了。

前面说到的李大姐，接受医生建议做了 PSE，一周后血细胞指标就恢复到正常范围！

吃饭喝水皆艰难，饥渴难耐岂能安

70岁的梁伯一向身体很好，常在老友面前自豪地宣称从来不需要打针吃药。然而，近几个月来，吃饭却成了麻烦事，不是没得吃，不是不想吃，而是“顶”在胸口久久难以下咽！先从普通饭菜，再到稀粥，身体每况愈下。老友都说他瘦了，是不是该看病了，但他却说：“人老了就要服老，看什么医生？”

可是，最近一周情况愈发严重，喝点水都下不去，还会引起急剧的呛咳。无奈，梁伯只好由家人陪来求医。医生检查后给出的诊断是食道癌并食管气管瘘！也就是说梁伯的食管长了癌肿，阻塞了进食通道，而且与食管相邻的气管壁也受到侵犯，形成了一个异常通道。如此一来，吞下去的东西，并不能进入胃肠道去消化吸收、营养身体，而是经过瘘道进入了气管和肺。医生说，漏到肺内的食物极易引起肺部感染，还不好治疗，必须尽快处理。

不是不想吃，而是咽不下；不是不想喝，而是会呛咳！本身饥渴难耐，但就是“望食物而兴叹”！这个问题不解决，其他治疗都免谈。

对于梁伯来说，诊断明确是有食道癌，要考虑放疗、化疗，但一时半会解决不了吃饭的问题，身体状态已经接受不了，营养不良靠输点液也无法纠正。想手术切除吧，外科医生评估认为按他的身体状态接受不了这么大的创伤，预后也不良。这就棘手了！

那怎么办？请介入科医生来会诊。

介入医生征得梁伯及其家人同意后，在电视透视引导下，顺利地为梁伯植入了食管带膜支架（图 11–3）。所谓带膜支架，也称“覆膜支架”，是在金属支架上覆盖了一层或双层的高分子耐腐蚀薄膜，可以起到腔内隔绝作用。食管带膜支架的植入起到了“一石二鸟”的作用，即支架的支撑恢复了食管通畅，支架的覆膜又成功地封闭了食管气管瘘——吃饭的问题很快就解决了！

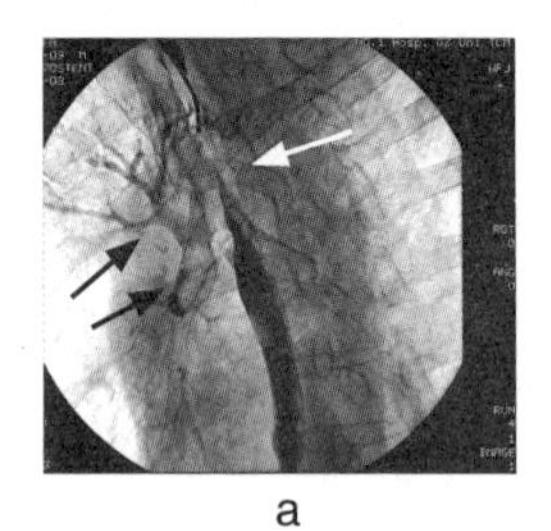

a

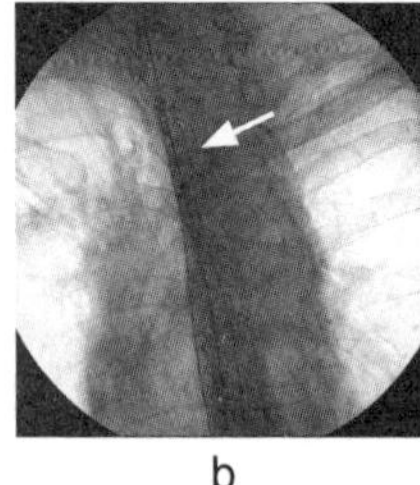

b

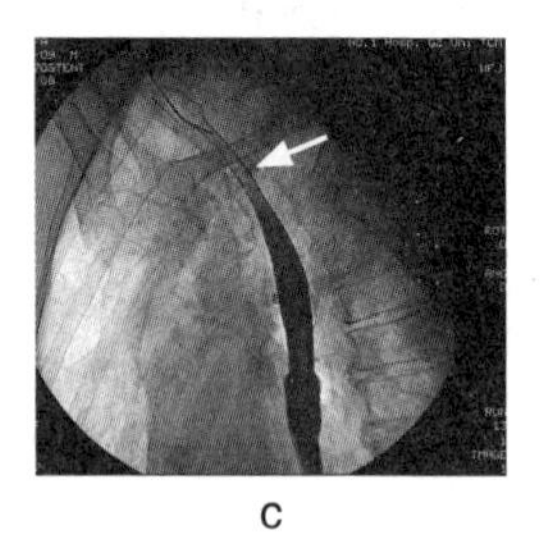

c

图 11–3　食管气管瘘支架植入术

a. 插管造影显示食道中段明显狭窄（白箭），对比剂大量进入支气管（黑箭）即明确食管气管瘘的诊断；b. 植入食管带膜支架（白箭）；c. 造影复查示瘘口已封闭（白箭），对比剂可顺利下行；原病变处支架扩张欠佳，提示癌肿较坚硬（2 天后复查扩张满意）。

能够再次享受美食，梁伯的生活质量明显提高，而有了饮食调理，梁伯的身体状况也逐渐好转。再次出现在老友面前。

达观的梁伯说道："不听老友言，吃亏在眼前。不过好在做了介入，可以继续享受美食了！"

年轻男女高血压！介入过后能免吃药吗

有位年轻女性在网上咨询我：医生，我今年25岁，但老是觉得身体不行，常常头晕，有时还觉得心跳得厉害，干不了什么活，休息后也没有见到好转。因为身体原因，也不敢谈恋爱。到医院量了血压，说是血压高，但吃了降压药控制，血压还是常常波动，效果不好。以前只听说高血压只是中老年人的事，我这么年轻怎么也会得高血压？这可怎么办呀？

她说得没错，近年来似乎看到越来越多的年轻男女得高血压。也就是说，高血压也可以看到有"年轻化"倾向，这个问题已经由不得我们继续轻视了！

高血压有原发、继发之分。所谓原发性高血压，是指未能发现确切病因的高血压，也有称"成年型高血压"的。虽然可能追踪到与遗传、饮食结构、环境影响等因素相关，但并不明确，也很难通过"对因治疗"来治愈，即很难根治，往往只能通过降压药"对症治疗"来长期维持。而继发性高血压，则是指可以查到明确致病因素的高血压。正因为可以查到明确病因，就有可能通过对因治疗实现治愈，不必长期服用药降压。

虽然绝大多数高血压患者属于原发性高血压，但年轻男女的高血压，却应该首先排除继发性高血压，以避免长期服药的麻烦和药物不良反应，也是避免心、脑、肾等重要器官严重并发症发生的关键所在。继发性高血压的病因，以肾性高血压最为突出，而其中的肾血管性高血压，通过微创介入的方法来治疗，相当于“治本”，疗效是很满意的。

本文故事中的姑娘，听我的意见后，借回广州探亲之机来看了我的介入门诊，经过 CT 检查确诊为左肾动脉狭窄所造成的“肾血管性高血压”。随后请了假从外省来到我的介入病区住院，我亲自为其植入了肾动脉支架（图 11-4），血压很快就达到了正常标准，原有的症状也不见了。

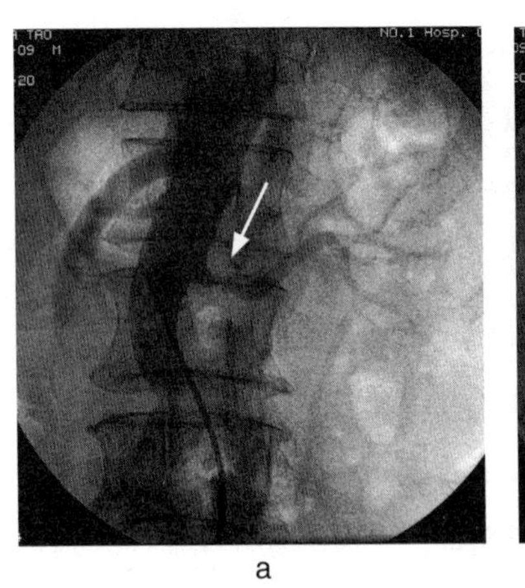

a

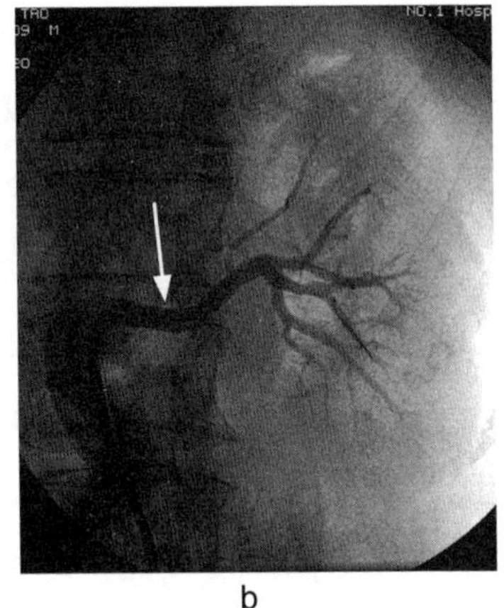

b

图 11-4　肾动脉支架植入术

a. 左肾动脉造影提示其近段明显狭窄（箭）；b. 肾动脉支架植入后狭窄消失，肾血管的树枝样分支显示清晰。

半年后，她回来复诊，竟然有了个“帅哥”陪同前来，说是准备结婚了。复查了各项检测指标也很正常，不用服降压药，血压也很稳定。

私隐之疾伤尊严，介入能否帮个忙

在某些聚会场所，不时会发现一些尴尬现象：某人一直坐立不安，特别是遇到劝酒吃辣，连连摆手，避之不及。不用问，这位老兄一定是痔疮的老毛病又犯了！

一旦疾病涉及私隐，总是令人难堪，更令人难受，因为不便要求朋友帮忙嘛！然而，不时发作“一下下”的痔疮，却又非常常见，有“十男九痔”“十女十痔”的说法。而且，这样的“私隐之疾”，这样的“难言之隐”，又绝对难以“一洗了之”。

虽然痔疮问题基本上是交由肛肠科医生解决，有多种内科、外科疗法可供选择，但整体来说，内科疗法效果欠佳，而外科疗法痛苦较大，并发症也较多。而在以往，介入科医生也没有过多去插手这方面的事务。

不过，近年来的情况已经有所不同。据新近的研究和实践表明，介入疗法在痔疮的微创治疗领域，也能有所作为。

研究表明，来自直肠肛管周围的动脉血流增加是痔疮形成的重要原因，通过栓塞供血动脉（主要是直肠上动脉），将多余的血流“截流”，就能够解决这个恼人的问题（参见图4-6）。根据目前还不算太多的介入治疗病例的资料分析，痔疮介入治疗的技术成功率可达100%，随访一个月的临床成功率为72%。而“可重复性强”是介入治疗的优势之一，疗效不满意的患者还可再次补充栓塞，从而在不明显增加患者创伤的情况下，最终获得满意的治疗效果。

与外科手术相比，介入治疗痔疮的最大优势在于创伤小、恢复快、安全无痛苦。这正是：轻松去隐疾，介入好神奇！

孕妇也要做介入？确定不是开玩笑吧

如今，听到“做介入”的说法已经不稀奇，而在大型三级医院里，听到这个说法更加属于“司空见惯”了吧？

那么，问题又来了：孕妇能接受介入手术吗？

这个问题看似简单，但如果思维太过局限，其实很容易“掉沟里”。一般来说，由于介入手术通常是在有放射线的DSA机上完成，择期的介入手术，与妊娠没有关系的，就不应该选择孕期来进行，从这个意义上来说，我们可以讲孕妇不能进行介入手术。但是，假如遇到紧急状况，比如孕妇因静脉血栓并发了肺栓塞怎么办？那就要谨慎评估，看有没有其他疗法来代替？如果必须通过介入治疗来处理，那就要当机立断。而且，一次介入治疗的辐射量实在难以引起胎儿畸形等严重后果。

有一次，一位医生同事以惊讶的语调问过我："竟然还有专门针对孕妇的介入吗？"

我也以开玩笑的语气回答他：那确实是有的！这样的事，一般人还真想不到。能够想到的，特别是已经知道的，就不是一般人了哈！其实，我这个回答，语气上算是开玩笑，但本质上还真不是开玩笑。

不相信吗？那我就先举几个例子。

比如，孕妇肚子中的胚胎，生长的地方太过离奇，停留在输卵管甚至是腹腔等位置，也就是"宫外孕"了，注定是长不成健康的足月胎儿而完整娩出的，反而有引起孕妇大出血风险；又比如，孕妇原来做过剖宫产等子宫手术，这次怀孕，胚胎着床在手术疤痕处，也就是所谓的疤痕妊娠，它在孕期诱发大出血的风险极高，而通过介入栓塞终止妊娠，就是防止大出血、保障孕妇生命安全的有效措施（参见图 4–2）；还有呢，有些孕妇因前置胎盘等因素需要剖宫产，介入医生可以专门为其预置一个球囊导管，就可以预防术中大出血的风险。

所以说，遇到这些情况的孕妇，不但能做介入，而且应该被推荐去接受介入手术！

贪吃无度小胖墩，介入自然转苗条

28岁的小赵，近年来得到了一个“小胖墩”的外号。事情缘起3年前的那一场失恋，小赵经受打击后，似乎从此将对女孩子的兴趣完全转移到食物上面来了。这不，体型就像吹胀的气球日渐臃肿，越来越不想出去见人，发展到后来日常生活自理都有了困难。然而，一见到食物，他就两眼放光，风卷残云般，吃得停不下来！假如哪一顿餐食准备得少些，或者晚了一点，竟然还会“嗷嗷”叫唤，说实在太饿了！

小赵的父母看在眼中，急在心里：工薪家庭的这么些个家底，真的会被坐吃山空呢！而且，作为一个大男子汉，小赵的心中也充满了焦虑，总不能靠父母来养活一辈子吧？每每听到亲朋口中那个外号，小赵的心中更不是滋味。但又有什么办法呢？

对于小赵来说，他父母请过心理医生辅导，也强制过让他“管住嘴、迈开腿”，他也刻苦地去遵循过，但饿得头昏眼花、累得疲惫不堪，仍然没有见效。无奈之下也想去“抽脂减肥”，或做个外科手术缩胃、缩小肠，但在咨询过程中，又担心手术创伤和并发症。经过朋友引荐，最近他也找过我，咨询能否通过介入治疗解决减肥的难题。

我告诉他说，有关“介入减肥”的动物实验和初步临床应用已经完成。其基本做法是通过微创介入的方法，插管到患者的胃左动脉，对其实施栓塞。原理在于抑制生长素释放肽（或称饥饿素，一种能刺激食欲的激素）的产生。人不觉得饿了，不那么想吃了，自然会收获减肥的效果。

“胃左动脉栓塞术”是治疗上消化道出血的常用方法，对于介入医生来说没有什么技术难度。国外学者通过回顾性研究，发现胃左动脉栓塞术在有效止血的前提下，竟然有降低患者体重的“副作用”。受到启发后，我国著名的介入专家滕皋军教授于 2011 年成功地进行了动物实验，并于 2016 年 5 月开始进行了严格而科学的人体研究，证实介入减肥确实有效，还能改善脂肪肝症状，而且很安全，没有出现严重并发症（只栓塞这根血管不会引起胃的缺血坏死）。

当然，我也不讳言，如今介入减肥还是新事物，开展得不多。虽然胃左动脉栓塞术我是做过不少，但在减肥中的应用还没有进行总结，只属于试用。因此，小赵还在顾虑“是不是要做人家的小白鼠”，我也表示理解。

减肥的事，从来都是完全由患方说了算，毕竟这属于生活习惯问题，暂时又没有生命之忧，也没有急迫感，因此医生们绝对不会去催促。不过，从原理和实践结果来看，这个新疗法应该会逐步被大众所熟知和接受。作为有缘人，我想送各位一首顺口溜，开心一下：减肥路上传福音，轻松脱帽“小胖墩”；

食不甘味“吃货”瘦，不知是喜或伤心？

成败皆因萧何起？透析通路惹人愁

很多人对电视连续剧《楚汉传奇》印象深刻，杨立新和段奕宏所扮演的萧何、韩信多年后还被人津津乐道。而韩信的传奇人生，更催生出“成也萧何，败也萧何”这样千古流传的成语。

对于尿毒症患者来说，带涤纶套的透析导管（俗称长期管）在他们的心中，也如同韩信遇上了萧何，可谓是又爱又怕。因为，这根所谓的长期管，是他们接受血液透析的生命线，但长期管留置所导致的中心静脉闭塞，又将使这条生命线功能尽失，后患无穷。

花甲之年的符老太，3 年前诊断为尿毒症，当时是做了左前臂自体动静脉内瘘（AVF），不久后因内瘘闭塞，不得不经右颈静脉植入长期管作为透析通路。然而，不久前发现透析管破裂、漏血明显，只得宣告其“寿终正寝”，必须拔旧换新，重建通路才行！

然而，尽管肾内科医生多番努力、反复尝试，但这条报废的透析导管一直纹丝不动，死活拔不出来。接下来该怎么办？符老太没了主意，肾内科医生也很尴尬。

有困难，找介入！介入科医生出马了！首先在 DSA 机上造影，弄清长期管的现状；接着截断透析管，引入导丝和球囊，做好工作准备。随后“出大招”了：通过球囊扩张，松解透析管周围的纤维蛋白鞘，同时又发挥支撑牵引作用，结合经左侧颈内静脉入路的网篮导丝，抓取透析导管头端，牵拉撕脱纤维鞘后，报废的长期导管就这样被顺利拔除（图 11–5）。

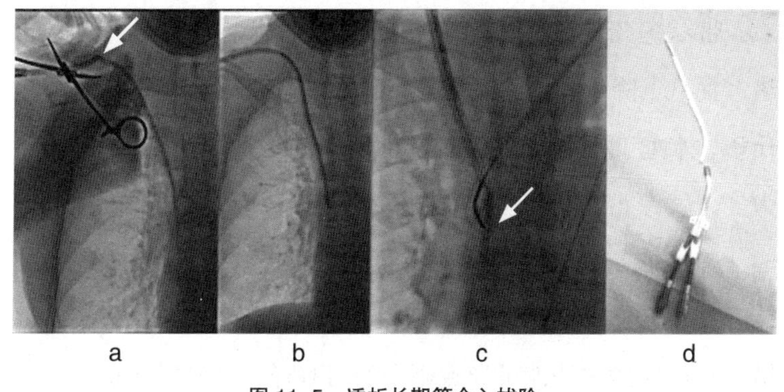

a　　　b　　　c　　　d

图 11–5　透析长期管介入拔除

a. 透析管破裂、漏血（白箭）；b. 引入导丝和球囊，松解透析管周围纤维蛋白鞘，同时发挥支撑牵引作用；c. 经左侧颈内静脉入路插入网篮导丝（白箭），抓取牵拉撕脱纤维鞘；d. 报废的透析管被成功拔除体外。

旧的去了，新的“上岗”，介入科医生又为符老太经左侧颈内静脉重新植入了新的透析导管。符老太心中的一块大石头终于落地，脸上也展露出了久违的笑容。

所以，假如接受血液透析的病友们遇到透析通路出了问题，不要急，不用怕，因为介入科可以为您保驾护航啊！

蛇缠腰、痛彻骨，介入过后尽开颜

不知道你是否了解“缠腰蛇”？假如亲身遭遇过，或者仅仅看到过周边的人得过这种病，大致都会印象非常深刻。

“缠腰蛇”其实是带状疱疹的俗称，相类似的俗称还有缠腰龙、缠腰火龙、缠腰火丹、蛇盘疮、蜘蛛疮、飞蛇病等，都是根据它的形态、症状来命名，非常传神。

带状疱疹的临床症状，初期可能不典型，包括乏力、低热、食欲下降等，但到了皮疹出现后，局部粟粒、黄豆大小的丘疹、水疱就很有特征性，常常沿周围神经呈带状排列，腰部为多，就像蛇或龙缠在腰间。

神经痛是“缠腰蛇”的特征性症状之一，可在发病前或伴随皮损出现，老年患者更为剧烈，常常还伴有皮肤痛觉过敏（轻微触碰皮肤就可导致剧烈的刀割样、针刺样或烧灼样疼痛），因此，有的患者在冬天都袒胸露背，以免衣物摩擦导致难以忍受的疼痛。虽然疱疹有自限性，一般 2 ~ 3 周就可干涸并结痂脱落，但那种痛彻骨髓的神经痛却可能持续数月、数年甚至数十年。

带状疱疹怎么治疗？当然首先要考虑选用阿昔洛韦、伐昔洛韦等抗病毒药。但问题是疱疹易退，疼痛难解呀！那么，选用抗抑郁药、抗惊厥药、麻醉性镇痛药等，往往成为必需。然而，有些病人仍然没有明显疗效，那就只得采取神经阻滞这样的麻醉手段了。但这样的手段持续应用，总不是办法，那又怎么办呢？

呃，找介入呀！在影像设备引导下，施行射频消融术（或称射频温控热凝术），就是“终极性”的最为直接有效的方法。具体操作当然由介入医生来完成，这里只简要介绍一下大致过程：通常是采用 CT 或具有 C 臂 CT 功能的 DSA 设备来监视，将射频消融针插到诱发神经痛的位置，确定位置无误后，对这条责任神经根逐步加温，通过热凝作用，降低神经敏感性，阻断神经传导，从而缓解疼痛。如果是非重要部位的神经，采取持续性的射频消融方式以产生足够的温度破坏神经传导，止痛效果会更好；而对于重要部位的神经，则给予脉冲射频方式消融，以达到在实现止痛目的的同时，又能尽量保护运动神经的功能，减少肢体活动障碍的发生。

何为天下第一痛？介入能消扳机点吗

说到天下第一痛，大多数人肯定会想到生孩子吧？不过，女人生孩子，痛苦是短暂的，幸福是长久的，而有没有因生孩子的疼痛而自愿结束生命的人呢？那几乎是没有的！

前面说到的蛇缠腰，疼痛也可能非常剧烈，也曾有人因无法耐受而选择结束生命。而这里要说的，是另一种令人痛不欲生的疼痛——号称“天下第一痛”的三叉神经痛。

目前，三叉神经痛可分为原发性（症状性）和继发性两大类，其中原发性三叉神经痛更为常见。原发性三叉神经痛是指病人有三叉神经痛的表现，但现有的检查却无法找到导致这种症状的原因，类似于我们平时所说的原发性高血压。而继发性三叉神经痛除了临床症状之外，能够发现器质性疾病（肿瘤、炎症、血管畸形等）的因素存在。

三叉神经痛的疼痛发作，可能因说话、吃饭、洗脸、剃须、刷牙以及风吹等日常的小动作而诱发，程度又很剧烈，所以能够导致病人精神萎靡不振，行动谨小慎微，甚至不敢洗脸、刷牙、进食，说话也小心，表情充满恐惧，惟恐引起发作。这样的疼痛诱发，还有一个特点，被形象地称为“扳机点”现象，也就是说，通过日常活动，触发了上唇、鼻翼、齿龈、口角、舌、眉等处的扳机点，就像扣动手枪扳机必然导致子弹射出一样，剧烈的疼痛也会“一触即发”。

对于三叉神经痛，以往主要是药物治疗和手术治疗。药物治疗方面，如使用卡马西平、奥卡西平、普瑞巴林、拉莫三嗪、匹莫齐特等，还有中药治疗的报道，但总体疗效均难以令人满意。外科的手术治疗有三叉神经及半月神经节封闭术，但前者疗效不能持久，后者操作较复杂，还有神经性角膜炎等并发症，复发率也不低。而微血管减压术需全身麻醉下开颅，手术创伤大，病人往往不容易接受。

近年来，介入疗法在三叉神经痛的治疗方面异军突起。目前大致有射频热凝术和球囊压迫术两种具体方法可供选用，已经取得令人瞩目的成绩。通过介入治疗，可以消除扳机点现象，就像是将手枪扳机上了保险而无法触发一样。

射频热凝术选择在局麻下进行，在 X 线透视或 CT 引导下将射频电极针插入卵圆孔处的三叉神经半月神经节内，通过射频刺激复制出疼痛，以保证穿刺到的位置足够精准，通电后逐渐加热至 65~75℃，对靶点进行毁损（图 11–6）。理论依据是三叉神经运动神经纤维可耐受 80℃而不被损伤，而 75℃即可破坏三叉神经内的痛觉纤维。

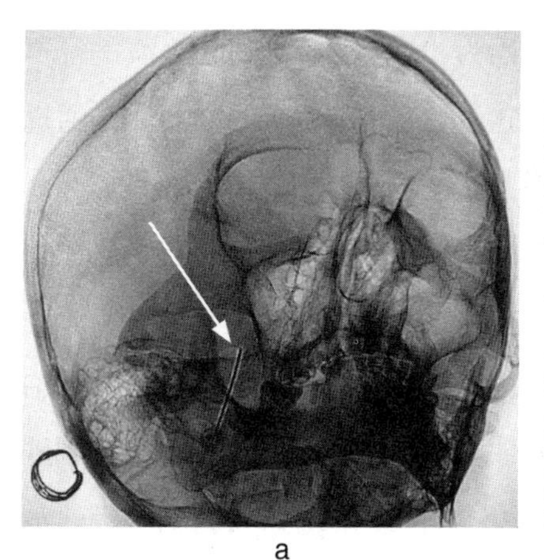

a

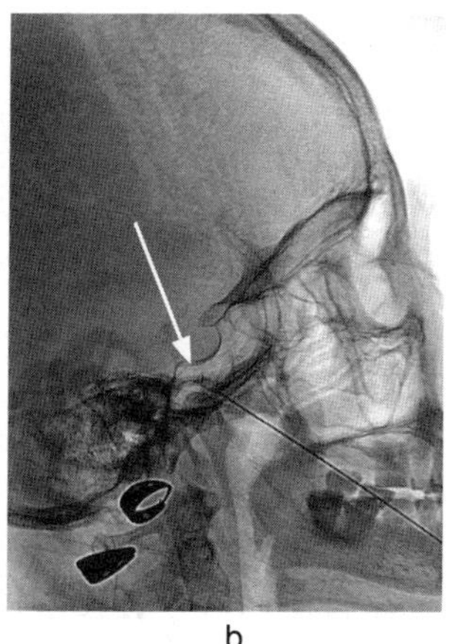

b

图 11–6　三叉神经半月节经皮射频热凝治疗

a. 正位片示射频针穿入卵圆孔内；b. 侧位片显示射频针穿入卵圆孔深度。

经皮三叉神经半月节球囊压迫术，可以选择局麻或全麻下进行，原理是利用充气的小球囊对三叉神经半月节内的节细胞和神经纤维进行压迫和毁损，阻断痛觉纤维的传导作用而达到止痛目的。这种介入治疗操作，只需要在痛侧嘴角外侧 2~3cm 处面部穿刺即可，无须开刀，没有切口，数分钟至十余分钟即可完成，术后患者疼痛即可消失，创伤小，效果确切，易于被患者接受。

介入究竟能够治疗多少种疾病

有人问：看到您不辞辛苦，老在说介入，这个病也可，那个病也行，那介入到底能够治疗多少种疾病?

这个问题把我难住了，因为我确实没有统计过，真的说不上来。我认为，是否说得出这个数字并不重要，重要的是通过我的介绍，能够让大众知道除了吃药、开刀之外，原来还有介入这么个治病新方法，既简便安全又快捷有效，还可免除大开放手术的创伤。

那么，究竟哪些疾病可以通过介入治疗的方式，来获得临床疗效呢？可以这么说：从头到脚各部位，从创伤、炎症到肿瘤各病种，从心脏大血管、中枢神经系统如大脑到呼吸、消化、泌尿、骨关节等各系统器官，从紧急的生命抢救到可择期处理的静脉曲张硬化，甚至是痔疮处理和减肥，都有介入治疗的适应证。

总之，假如有病要治，吃药效果不佳，又不想开刀、不能开刀或开刀解决不了的，就应该想到介入。如果各科医生甚至是大众都有了这个意识，那我为宣传介入新疗法所做的努力就算是达到目的了。

介入手术一般需要做多少次

这又是一个很难回答的问题。因为介入的具体操作方法很多，针对的病种、病况也各不相同。

比如，主动脉夹层、部分血管瘤、子宫肌瘤、囊肿等的介入治疗，一般一次介入就能够解决问题。部分没有扩散转移的恶性肿瘤也有可能通过一两次消融结合栓塞化疗得到根治。

但是，对于大多数恶性肿瘤来说，由于往往处于不能手术的中晚期，多次介入治疗常常是必要的。而具体到多少次，则需要结合多种主客观因素来综合评估，而且每一次术前都要认真评估：是否继续做？怎么做？后续还需要什么方案？经济因素、家庭因素、治疗意愿怎样？

还有，对于血管性疾病，由于累及范围大，或者本身就是全身性疾病，这就不好强行要求一次或两次介入治疗就能完全解决问题。比如说，双侧广泛的动脉粥样硬化性闭塞，可能需要分阶段处理当下影响下肢供血最严重的某些局部问题，而随着年龄增长或病情的变化，原来不太严重的问题成为突出问题后，又需要进行新一轮的介入治疗。

一次介入未解决问题，就算没用吗

这个问题貌似有理，其实误之大矣！为了很好地回答这个问题，我也想先反问一个问题：有多少人会认为，吃了一两次药就必须治好一个病？

我想绝大多数人都会认为，靠吃一两次药就治好一个病，有点不靠谱吧？然而，仍有相当多的人却希望通过一次介入就能够治愈他的疾病。奇怪吗？不奇怪。因为不了解嘛！

人类靠吃药来治病至少有几千年历史了，而介入自“诞生”以来的历史却只有几十年，绝大多数人至今仍对介入一无所知。介入，通常又被叫作“介入手术”，手术当然要避免反复做了！

殊不知，即便是外科手术，有时也需要分步骤、多次进行。举个简单的例子：有人因肾结石、胆结石等做了外科取石手术，过不多久又因为结石复发，又需要再取！

而介入手术，有时是将药物应用到局部去，有时是对失去手术切除机会的恶性肿瘤进行分次减瘤处理。像这样的情况，当然就难以期望通过一两次的介入就完全解决问题。对于因动脉硬化而致血管闭塞的患者，在介入开通血管后，原有的基础病还在，动脉再闭塞就很难避免；植入支架后，也可因内皮增生或血栓形成而再发闭塞。这些因素都可以成为需要再次介入的理由。同时，由于介入是微创方式，可重复性强，在必要的情况下，重复介入治疗有可能就是治疗总方案的一部分呢！

有问题，当然需要积极去面对和处理问题，而不能因某些治疗方法尚未能达到心中的预期，就否认它的价值哟！科学在发展，医学在进步，有不足，才有进步的空间嘛！

恶性肿瘤的介入复治为什么很重要

恶性肿瘤选择做介入，往往是因为到了晚期，肿瘤较大，难以通过外科手术予以切除（当然早期肿瘤也有望通过介入治愈）。而对于这些晚期癌症，出于保护患者的目的，一次介入所投入的抗癌药、栓塞剂等必须有所节制，否则就会“肿瘤死了，人也无法存活”，那是不能让人接受的。这也是前面提及的分步骤多次介入的理由之一。

所以，介入后难免会有一些肿瘤细胞得以残存。而这些残存的肿瘤细胞又会疯狂地“生儿育女、发展壮大”，为了杀灭这些残存的肿瘤细胞以及它们的“子子孙孙”，就得再次介入，如同割韭菜一样，一茬一茬割下去。

最终结局如何？这又如同“拔河”，肿瘤生长的速度如果大于介入杀灭的速度，肿瘤就会继续发展，患者难免死亡；而如果介入杀灭的速度大于肿瘤的生长速度，肿瘤则会缩小，甚至最终有希望“连根拔除”！

从这个意义上来说，在肿瘤没有治愈之前，患方不能随意松懈、放任肿瘤发展，遵医嘱及时接受必要的介入复治非常重要。同时，还要注意调整自己的身体状况，补充营养、提振精神，恢复接受介入复治的耐受能力，不要等到本已差不多治愈的肿瘤又再“卷土重来”啊！

及时复治、及时复治、及时复治（图 11–7），重要的事说三遍！

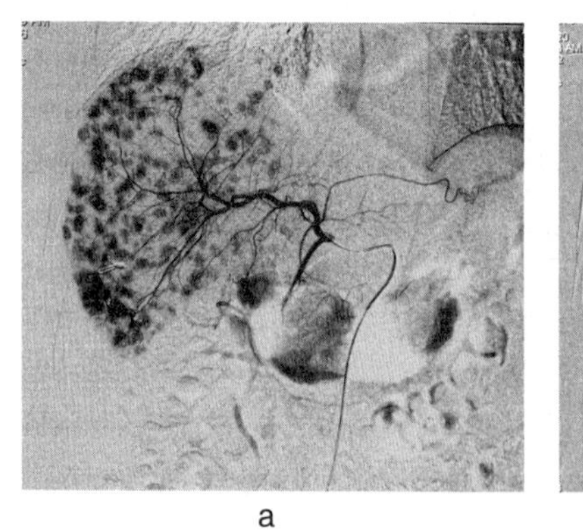

a

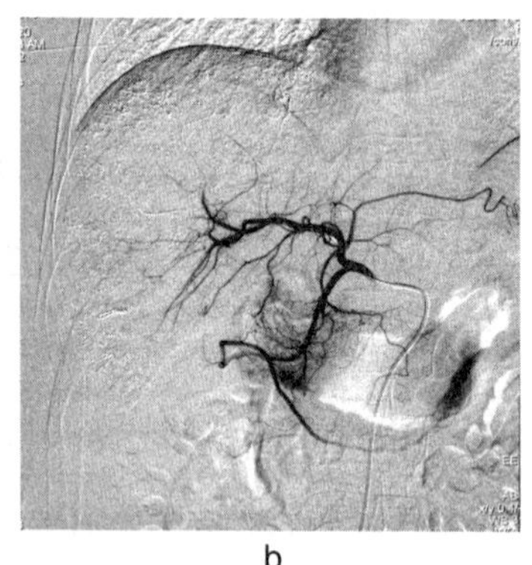

b

图 11–7　多结节肝癌介入治疗

a. 肝动脉造影示肝内广泛分布结节状肝癌病灶；b. 经肝动脉化疗栓塞后造影复查，肿瘤结节不再显示，提示栓塞满意。但期望一次介入治愈，并不现实，必须注意及时复治才行。

微创介入应该不会有什么风险吧

当然不是完全没有风险。我经常讲：话不能说得太绝对。因为，任何事情都会有风险，Nothing is impossible（没什么不可能）！

是吧？走个路，上个街，甚至是睡在自家床上，也保不齐会发生意外。介入也同样会有风险，何况它还要动针、动管、注药、麻醉的。所以，在介入手术开始之前，医生一定会与患方签署《知情同意书》，将风险作个说明，征得同意。

如果有人要说，微创介入的风险很高，那也不是很对。因为介入是微创甚至无创的，有些风险甚至还不如“打屁股针”和“吊针”来得大。知情同意书上列举的各种风险只是“有可能”发生，其实发生概率通常不高。当然，大多数介入的风险肯定超过“打屁股针”和“吊针”，但比起外科开放式手术，风险就大大降低了。

需要说明的是，我们做任何事，既要考虑“做”的风险，还要考虑“不做”的风险。打个比方，主动脉夹层的介入治疗风险高，部分患者可能在术中死亡，或出现术后截瘫等并发症，但如果不积极治疗，则大部分患者难免死亡。甚至有的文献报道说Ⅰ型主动脉夹层病死率接近100%！因此，权衡利弊后，相信绝大多数患者都会选择“搏一搏”，以争取生存的机会。

总之，风险意识应该有，但也要用科学的精神来对待：既不能盲目地认为绝无风险，也不能夸大危险而放弃治疗。

在这里我想说明一下：医患双方在介入手术前共同签署《知情同意书》，并不是医生推卸责任，而是国家医疗行政部门的要求，也是警醒双方提高风险意识的规范程序，既让患方做好配合，也让医生别在术中麻痹大意。假如介入手术真的造成患者的伤害，经鉴定认为伤害与医生的医疗行为不当有关，则医生必须承担责任，并不会因为签署了《知情同意书》而免责的。

做介入，会有很大的辐射危害吗

目前，做介入大多还需要在有辐射的设备特别是 DSA 机上进行，对辐射的恐惧常常也成为部分人对介入“敬而远之”的一个因素。

其实，如同前一节我说过的，面对那些风险，我们同样需要有科学的精神。在面对辐射危害问题时，必须同时考虑取舍问题。要多问一问：“吃点射线”换来病情好转是不是值得？

另外，目前已经有不少的介入诊疗操作，可以通过没有射线的超声或 MRI 来引导，即便用有射线的 DSA 来引导，由于设备的进步，射线量也已经呈几何级数降低了，完全没有必要那么恐慌。近年来，再没有看到过有人因为做介入而出现辐射伤害的报道。

没错，如果是在 DSA 机下做介入，辐射是需要考虑的因素，但确实没有达到需要恐惧的地步。不信？不妨看一看介入医生，他们也是“凡胎肉体”，可是他们连年累月站在患者身边，天天“吃射线”都不怕，而患者只是有限地“吃”一次或几次而已，就因担心辐射危害而放弃必须的介入诊疗，是不是会令人“哑然失笑”？

如果为了一个概率很低的风险事件而整天忧心忡忡，或者由此而阻碍了对疾病的及时诊治，那可就得不偿失了啊！“天下何处无风险？利害相权自坦然！”与各位共勉，祝大家健康！

附录 1

本书涉及英文缩写英汉对照表

英文缩写	英文全称	中文全称
AVF	arteriovenous fistula	动静脉瘘
CT	computed tomography	计算机体层成像
CTA	CT angiography	CT 血管成像
DSA	digital subtraction angiography	数字减影血管造影
DVT	deep vein thrombosis	深静脉血栓形成
FTR	fallopian tube recanalization	输卵管再通术
HCC	hepatocellular carcinoma	肝细胞性肝癌
HIFU	high intensity focused ultrasound therapy system	高强度聚焦超声治疗系统（海扶刀）
HSG	hysterosalpingography	子宫输卵管造影
IRE	irreversible electroporation	不可逆性电穿孔（纳米刀）
MR	magnetic resonance	磁共振
MRA	MR angiography	MR 血管成像
MRI	magnetic resonance imaging	磁共振成像

续表

英文缩写	英文全称	中文全称
PE	pulmonary embolism	肺动脉栓塞
PEI	percutaneous ethanol injection	经皮酒精注射术
PET	positron emission tomography	正电子发射体层成像
PICC	peripherally inserted central catheter	外周静脉置入中心静脉导管
PSE	partial splenic embolization	部分性脾栓塞术
PTA	percutaneous transluminal angioplasty	经皮腔内血管成形术
PTCD	percutaneous transhepatic cholangial drainage	经皮肝穿刺胆道引流术
PVA	polyvinyl alcohol	聚乙烯醇
RFA	radiofrequency ablation	射频消融术
SSG	selective salpingography	选择性输卵管造影
TACE	transcatheter arterial chemoembolization	经导管动脉化疗栓塞术
TIPS	transjugular intrahepatic portosystemic shunt	经颈静脉肝内门体静脉分流术
VTE	venous thromboembolism	静脉血栓栓塞症

附录 2

医学生阅读本书前后自测题

1. 介入是什么意思?

2. 介入手术与外科手术有什么不同?

3. 什么手术可以称之为介入手术?

4. 介入治疗究竟有什么优势?

5. 为什么介入手术能够做到微创甚至无创?

6. 医学影像设备对介入诊疗有什么意义?

7. 不同的影像设备各有些什么特点?

8. 常用的介入器材有什么特点?

9. 介入灌注术为什么能够提升药效?

10. 介入栓塞术可应用在哪些情况?

11. 介入引流术的具体应用有哪些?

12. 球囊导管扩张成形的原理是什么?

13. 支架植入术有什么优势?

14. 介入腔内隔绝术有什么意义?

15. 介入消融术有哪些具体方法?

16. 为什么需要植入下腔静脉滤器？

17. 大咯血的急诊介入应该怎么做？

18. 消化道大出血的介入诊疗有什么意义？

19. 致命性胸痛有哪些可能原因？

20. 心肌缺血会有什么后果？

21. 主动脉夹层为什么会危及生命？

22. 颅内动脉瘤为什么会有致命风险？

23. 颅内动静脉畸形如何介入治疗？

24. 什么是癌症？癌症就是不治之症吗？

25. 肿瘤、肿块、结节、占位各是什么意思？

26. 介入治疗恶性肿瘤，有哪些具体办法？

27. 介入治疗能否对肿瘤实施根治性治疗？

28. 子宫肌瘤的介入治疗原理是什么？

29. 肝血管瘤必须手术切除才行吗？

30. 突然脚痛，为什么要做急诊介入？

31. 腿肿有哪些病因？

32. 介入扩通的具体治疗技术有哪些？

33. 下肢静脉曲张的治疗方法有哪些？

34. 介入治疗如何疏通阻塞的输卵管？

35. 输卵管栓塞术为什么也能助孕？

36. 精索静脉曲张介入治疗怎样做？

37. 介入领域如何实现长期轻松输液？

38. 介入为什么能够治疗高血压？

39. 介入究竟能够治疗多少种疾病？

40. 介入手术一般需要做多少次？

41. 恶性肿瘤的介入复治为什么很重要？

42. 微创介入有没有什么风险？

后　记

面对网络上无处不在的认识误区，有感于大众对于介入知识的缺乏，我从 2017 年开始，通过个人的微信公众号“爱课司瑞”，陆续发布大量的医学科普图文，其中占最大比重的，就是有关介入诊疗方面的科普知识。

随着众多网络自媒体平台的不断推出，以及传播手段的不断丰富，我先后加入今日头条、百度百家号、企鹅号、抖音、微视、B 站等平台，或转发图文，或发布视频，或开辟专栏，或直播答疑，以自己对介入的热爱、对科普的热衷，向数以千万计的受众，不断传送相对权威的科普知识。

有耕耘，有回报。几年来，我收获了受众的赞誉，收获了平台的匾牌，收获了学会的奖励，也收获了同行的首肯——不断有人建议我，能否多出几本书，将散布于各个平台的介入诊疗知识结集出版，以造福更多的人。

出书，其实真不容易。十几年来，我已主编、参编十多部全国性教材及其他教材和著作，甘苦自知。如果仅仅将已经发布的各类“碎片化”的科普素材拼凑结集，那么，它是否真有必要，就需要打上问号了。所以，在我没有完全想清楚必要性之前，对于同行们的多次提议，我只是放在心上，并没有付之以行动。

时光进入2021年，我终于厘清再创作的思路，草拟出编写框架，与中国中医药出版社的农艳主任进行了有效沟通，很快便列入选题计划。另一方面，我仅在微信群中小范围发布的写作计划，也得到大批同行的热烈响应。万事俱备，东风劲吹；学者加盟，编辑给力。于是，这本书就快速成形并顺利出版了。

感谢我的编写团队，感谢各位志同道合的朋友。你们以自己的科普经验，完善了我的编写架构，丰富了我的编写素材，充实了我的编写内容，补强了我的编写后劲，审校了我的编写错漏……谢谢！

感谢农艳主任，感谢中国中医药出版社的领导和员工们。你们以最快的速度将这本书从虚拟的电脑符号变成了可及的书本实物，变成了读者们手中的知识源泉。谢谢！

最后，我还想感谢因书结缘的读者们。感谢你们的关注，感谢你们的支持。如果你们觉得此书不错，请不吝推荐，让更多的人受益；如果发现书中有什么差错，也请尽快通过各个平台与我联系，不吝指正。谢谢！

王芳军

2021 年 5 月 28 日